Rosemarie Franke
Ernährungsberaterin, Diätküchenleiterin

Moderne Diät bei Darmträgheit

mit praktischen Rezept-Abwandlungen
für die ganze Familie

Einführung: Dr. med. Joachim Prüfer,
Ärztlicher Direktor i. R. des
Elisabeth-Diakonissen-
und Krankenhauses, Berlin.

Gräfe und Unzer

Die Farbfotos gestaltete das Teubner-Studio, Füssen, die Zeichnungen Ingrid Schütz, München

Das Titelfoto zeigt gefüllte Schweinerippchen mit Backpflaumensauce (Rezept Seite 40) und Rettichfrischkost mit Äpfeln und Kefir (Rezept Seite 31).

Verlagsredaktion: Erika Freund
Einbandgestaltung: Heinz Kraxenberger
Satz und Druck: Druckerei Ludwig Auer, Donauwörth
Bindung: R. Oldenbourg, Augsburg
ISBN 3-7742-1614-2

Inhalt

Ein Wort zuvor 5

Medizinische Einführung 6

Allgemeine Diätetik 11

Folgende Nahrungsmittel werden empfohlen 12 Folgende Nahrungsmittel sind einzuschränken 13

Kleine Ernährungslehre 14

Tips für die Diätküche 16

Vor dem Start zu lesen 18

DIE REZEPTE 19

Frühstück 21

Imbisse, kleine Mahlzeiten 23

Suppen, Saucen 27

Salate 31

Fischgerichte 37

Fleischgerichte 39

Geflügel- und Wildgerichte 43

Gemüse- und Kartoffelgerichte 45

Reis- und Eigerichte 49

Eintöpfe, Aufläufe 53

Nachspeisen 57

Getränke und Beilagen 61

Rezept- und Sachregister 65

Literaturnachweis 67

Ein Wort zuvor

Wem vom Arzt Diät verordnet wurde, der empfindet dies meist als recht harten Eingriff in bisherige Lebensgewohnheiten. Ist ihm nun alles verboten? Darf Essen keine Freude mehr machen?

Gewißt legt jede Diät manche Beschränkungen auf. Denn es soll ja ein Organ geschont beziehungsweise angeregt oder der Stoffwechsel entlastet werden. Trotzdem aber kann Diät geschmacklich reizvoll und abwechslungsreich sein. Das beweist dieser Band aus der neuen Reihe MODERNE DIÄT mit einer Vielzahl ausgesuchter und gründlich getesteter Rezepte. Auch die Farbbilder zeigen: Das ist DIÄT, DIE SCHMECKT!

Eine Kost, die den trägen Darm anregen und seine Funktionen normalisieren soll, hat zudem den Vorteil, daß sie vom Diätbedürftigen nicht allzuviel Verzicht verlangt und für versagte Genüsse andere gewährt. Liebhaber aparter wie herzhafter Gerichte kommen hier auf ihre Kosten.

Der Hausfrau bleibt »doppelgleisiges« Kochen erspart. Denn die Diät bei Darmträgheit kann von der ganzen Familie mitgegessen werden, weil sie ernährungsphysiologisch ausgewogen und vollwertig zusammengesetzt ist. Deshalb werden auch nur gelegentlich »Abwandlungen für die übrige Familie« vorgeschlagen (wenn ein Familienmitglied zum Beispiel lieber Weißbrot anstatt Vollkornbrot essen möchte).

Bei sämtlichen Rezepten sind wir davon ausgegangen, daß sie preisgünstig sein sollen und nicht viel Küchenarbeit erfordern dürfen. Wo immer das anging, wurden daher vorgefertigte oder Tiefkühlprodukte verwendet.

Tageskostpläne werden absichtlich nicht geboten, weil man sie oft als umständlich und unbequem, weil einengend, empfindet.

Dafür wurden zu jedem Rezept die Nährstoffmengen sowie die Kalorien- und Joulewerte angegeben (die Joule sind jene Energieeinheit, die ab 1974 die Kalorie ablöst. Doch hat die Kalorie noch bis 1977 Geltung). Auf diese Weise können für jeden Tag Mahlzeiten nach freier Wahl zusammengestellt werden, die alle wichtigen Nähr- und Wirkstoffe enthalten.

Die medizinische Einführung von Dr. Joachim Prüfer liefert zur Küchenpraxis den wissenschaftlichen »Unterbau«. Hier werden Funktion und Erkrankungsmöglichkeiten des betroffenen Organs und die Wirkungsweise der Diät erklärt.

Sicher wird jeder, der mehrere Wochen lang nach diesen Diätrezepten »bekocht« worden ist, überrascht sagen: »Diät essen macht ja Vergnügen – und es bekommt mir ausgezeichnet!«

Rosemarie Franke

Medizinische Einführung

von Dr. med Joachim Prüfer, Bad Kissingen, Ärztlicher Direktor i. R. des Elisabeth-Diakonissen- und Krankenhauses, Berlin

Darmträgheit oder Obstipation, das heißt, Behinderung oder sogar Ausbleiben der Stuhlentleerung, ist ein weitverbreitetes Leiden mit Verflechtung körperlicher und seelischer Störungen. Dabei sind die Grenzen zwischen normaler und träger Darmtätigkeit durchaus nicht leicht zu bestimmen. Die Betroffenen haben oft eine einseitige Auffassung von ihrer angeblichen Darmträgheit und neigen nicht selten zu ängstlich falscher Beurteilung. Die Formulierung »Verstopfung« trifft ja nur für einen Teil der Fälle zu, nämlich dann, wenn ein echtes Hindernis das Darmrohr verlegt. Die Darmträgheit dagegen ist durch übermäßig lange Passagezeiten mit seltener Abgabe kleiner Stuhlmengen charakterisiert, die oft trocken, hart und knollig geformt sind.

Durch die Parole »Der Tod sitzt im Darm« werden bei dafür Empfänglichen Ängste ausgelöst, die zu übertriebener Anwendung von Abführmitteln führen können. Eine »Selbstvergiftung vom Darm«, sogenannte intestinale Intoxikation, fälschlicherweise bisweilen als Ursache schwer erklärbarer Krankheiten bewertet, ist bei normaler Leber- und Nierenfunktion unwahrscheinlich.

Wann liegt überhaupt eine Darmträgheit vor, die behandlungsbedürftig ist? Unter welchen Umständen führt eine Darmträgheit zu gesundheitlichen Störungen?

Durchschnittlich erfolgen bei normaler Verdauung täglich 1–3 Entleerungen eines weichgeformten Stuhles von je 100 bis 200 g. Die Stuhlabgabe ist weitgehend abhängig von der Art der Ernährung. Pflanzenkost erhöht die Stuhlmenge erheblich, während reine Fleisch-Fettkost schon im oberen Dünndarm weitgehend resorbiert wird. Es gibt andererseits genügend Menschen, die sich auch bei selteneren Entleerungen – etwa nur jeden zweiten Tag – durchaus beschwerdefrei fühlen.

Wer sich jedoch durch begleitende Beschwerden wie Völle, Druckgefühl, Unbehagen und Appetitstörungen belastet fühlt, bedarf ärztlicher Beratung. In jedem Fall ist eine neu auftretende Entleerungsstörung, die im Gegensatz zu jahrelanger Regelung steht, kritisch zu bewerten. Hier setzen nötigenfalls Untersuchungen ein, die zur Abgrenzung einer organischen Veränderung notwendig sind. Beimengungen von Schleim, Blut oder Eiter sind wichtige Hinweise auf Veränderungen der Schleimhäute, zu denen Entzündungen, Geschwüre und Geschwülste zu rechnen sind. Aber auch relativ harmlose Hämorrhoiden können Anlaß zu derartigen Stuhlbeimengungen sein und Stuhlverhaltung verursachen.

Schmerzen bei der Stuhlentleerung führen mit Recht zum Arzt, sind aber allein kein Beweis für eine schwerwiegende Erkrankung. Entzündungen des inneren Afterschließmuskels mit Einrissen der Schleimhaut (Fissuren) können das Zusammenspiel von Austreibung und Schließmuskel bei der Stuhlentleerung stören. Instrumentelle Untersuchungen und Röntgendiagnostik stehen hier ergänzend zur Verfügung.

Der Kot (Faeces) besteht zu 70% aus Wasser. Die Trockensubstanz enthält zu einem Drittel Bakterien, die zum großen Teil als normale Bewohner des Darmes an der Nahrungsausnutzung durch Enzymwirkung beteiligt sind. Organische Bestandteile des Stuhls sind Zellulose, Eiweiß und Fett. Dazu kommen noch Mineralstoffe. Die Stuhlfarbe wird durch abgebautes Gallenpigment bestimmt, ist daneben aber auch von Farbstoffen der Nahrung abhängig. So sieht Heidelbeerstuhl blauschwarz aus, Rotwein färbt dunkelrot, rote Rüben hellrot, Spinat dunkelgrün und so weiter. Auch Medikamente können die Farbe beeinflussen; besonders eindrucksvoll ist die Schwarzfärbung durch Wismuth, das in manchen Magenmedikamenten enthalten ist.

Auf jeden Fall besteht eine eindeutige Abhängigkeit des Stuhlgangs von der Ernährung. Wenn keine dickdarmfüllenden Nahrungsreste vorhanden sind, wird die Darmtätigkeit träge. Keine Ausfuhr ohne Zufuhr! Deshalb beruhen die meisten diätetischen Empfehlungen zur Darmregelung in der Verordnung sogenannter schlackenhaltiger Pflanzenkost.

Die Darmtätigkeit ist vom richtigen Zusammenspiel der Verdauungsorgane abhängig. Zu ihnen gehört der ganze Magen-Darmkanal einschließlich Gallenwegen und Bauchspeicheldrüse; deren Säfte ergießen sich in den Zwölffingerdarm, den Übergang zwischen Magenausgang und Dünndarm.

Etwa 5–6 m Dünndarm mit den Teilen Leerdarm (Jejunum) und Krummdarm (Ileum) liegen in der Mitte des Leibes und werden von dem etwa 1,50 m langen Dickdarm umrahmt. Der Übertritt des Darminhaltes vom unteren Dünndarm zum Dickdarm wird durch eine klappenartige Schleimhautfalte (Ileocoecalklappe) reguliert, unterhalb derer sich die sackartige Ausstülpung des Blinddarmes (Coecum) mit dem Anhängsel Wurmfortsatz (Appendix) befindet.

Der aufsteigende, der querverlaufende und der absteigende Teil des Dickdarms gehen mit einer S-förmigen Kurve in den Enddarm (Rectum) über, dessen unterster Teil (Ampulle) weitlumig und durch den Afterschließmuskel (Sphincter) nach außen abgeschlossen ist.

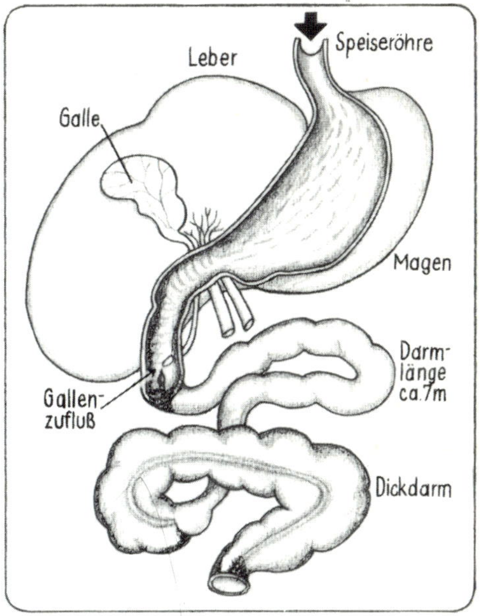

Im englumigen Dünndarm (weitlumig und englumig = von größerem oder geringerem Durchmesser) erfolgt die Aufnahme der verdauten Speisen (Resorption) durch die blut- und lymphgefäßreiche Schleimhaut, der vielfache Fältelungen zur Vergrößerung der Oberfläche dienen. Im Gegensatz hierzu ist der Dickdarm weiter und durch sehnige Muskelzüge unterteilt (Haustrierung). Er hat die Aufgabe, durch Entzug von Wasser und gelösten Mineralstoffen den Darminhalt einzudicken und zu verformen. Fortlaufende wellenförmige Bewegungen und Abschnürungen (Peristaltik) dienen dieser Aufgabe sowie der gleichzeitigen Fortbewegung des Darminhalts. Sie verlaufen unter normalen Umständen praktisch unbemerkt und sind in ihrer Intensität von der Füllung und Dehnung des Darmes abhängig.

Vermittler und Regler der Darmbewegungen sind vornehmlich Ausläufer des vegetativen Nervensystems, das auch reflektorische Fernsteuerungen auslöst. Erhöhter Spannungszustand (Tonus) der Darmmuskulatur führt bei gleichzeitig herabgesetzter Antriebsfähigkeit (Motilität) zur Form der sogenannten spastischen Obstipation. Je nach Erregbarkeit des vegetativen Nervensystems verlaufen diese Vorgänge träge oder lebhaft, zum Teil auch unter Einwirkung hormonaler Steuerung. So ist zum Beispiel Überfunktion der Schilddrüse oft von Neigung zu Durchfällen begleitet, während Unterfunktion Ursache einer erheblichen Darmträgheit sein kann. Auch anlagebedingte Eigenarten und psychische Schwankungen wirken sich auf den Ablauf der Darmfunktion aus, wie sie in anderer Form als Herzklopfen, Wallungen, Kopfschmerzen und Hitze bekannt sind.

Psychologisch kann Darmträgheit Ausdruck von Zurückhaltung oder Geiz sein. Depression wirkt hemmend, gesteigerte Erwartung und Examensangst wirken oft beschleunigend. Der Tonus des vegetativen Nervensystems wird durch Emotionen und Affekte beeinflußt. Entscheidend bleibt jedoch immer der Einfluß der Ernährung auf die Darmregulierung.

Durch Erhöhung des Druckes infolge des Füllungszustandes im Enddarm und Reizung der Nervenendigungen entsteht Stuhldrang. Die Austreibung und Öffnung des Schließmuskels kann unter Einschaltung der Bauchmuskeln (Bauchpresse) weitgehend willkürlich fördernd oder hemmend reguliert werden. So kommt es zu anerzogen willkürlicher Stuhlregelung. Sie kann durch äußere Einflüsse wie Beruf, Ortswechsel und seelisch nervöse Dysharmonien in Unordnung geraten. Hier liegen die zeitbedingt häufigsten Ursachen für Darmträgheit. Übertriebenes Zurückhalten des Kotes erschlafft allmählich die überdehnte Darmwand, so daß bei Abnahme der Reizbarkeit hartnäckige Obstipation eintritt.

Eine besondere Form der Darmträgheit entsteht auf der Grundlage angeborener Erweiterung einzelner Darmabschnitte (Megakolon), die ebenfalls durch langes Verweilen des Kotes erschlaffen.

Manche Medikamente, zum Beispiel Opiate sowie schwere Beruhigungs- und Schlafmittel, »schläfern« die Darmtätigkeit ein.

Die Verweildauer des Darminhalts, das heißt, die Passage durch den gesamten Verdauungskanal, beträgt mehr als 24 Stunden, wovon allein 4 Stunden auf den Magen und 6–8 Stunden auf den Dünndarm entfallen, so daß für die Dickdarmpassage mindestens 12 Stunden angenommen werden müssen. Innerhalb dieser Zeitdauer gibt es viele individuelle Abweichungen, die nicht nur durch die Ernährung oder durch Krankheiten bedingt sind, sondern weitgehend Ausdruck einer gewohnheitsmäßigen Anpassung an den Tagesablauf darstellen.

Eine besondere Rolle fällt der Bakterienflora des Darms zu, denn sie hat neben den enzymhaltigen Säften des Magens und Darmes einschließlich Galle und Bauchspeichel durch die Enzymwirkung der Bakterien ebenfalls Einfluß auf die Nahrungsausnutzung. Ihre Entwicklung und Veränderung ist weitgehend nahrungsabhängig.

Bei der Geburt ist der Magen-Darmkanal praktisch keimfrei. Durch die Muttermilch siedeln sich fast ausschließlich milchsäurebildende Bifidusbakterien und wenig Kolibakterien neben verschiedenen Kokkenarten an. Fäulniskeime werden durch die Milchsäure gehemmt. Erst durch die Erweiterung der Säuglingsnahrung und Übergang zur Kuhmilch setzt ein Typenwechsel der Bakterien ein.

Auch beim gesunden Erwachsenen sind der Zwölffingerdarm und der Dünndarm praktisch keimfrei. Die Bakterien im Dickdarm, unter denen die Kolibakterien zahlenmäßig geringer sind als Bifidus, Laktobazillen, Kokken und andere, bewirken durch ihren Enzymgehalt Aufspaltung noch unverdauter Nahrungsreste, besonders aus der Kohlenhydratreihe (Zellulose). Sie sind auch an der Synthese – dem Aufbau – von Vitamin K und den Vitaminen der B-Gruppe beteiligt, die sie zum Teil wieder selbst verbrauchen. Bei der bakteriellen Enzymwirkung entstehen Darmgase, unter anderem besonders nach dem Genuß von Hülsenfrüchten. Die Salzsäure des Magensafts, der Ablauf der Peristaltik und die Funktionen der Leber und der Nieren regulieren die optimale Bakterienwirkung des Darms.

Durch die bakterielle Gärung und Fäulnis bilden sich in 24 Stunden 500–1500 ml Darmgase, die durch den After ausgestoßen werden. Ein Teil der Gase wird von der Darmwand aufgenommen und schließlich ausgeatmet. Kohlensäurehaltige Getränke, Schaumspeisen, zu frisches Brot und beim Kauen und Rauchen verschluckte Luft führen gleichfalls zur Gasansammlung. Durch ein Mißverhältnis zwischen Gasaufnahme, Gasbildung und Gasausscheidung entsteht Auftreibung des Darms (Meteorismus), der durch Hochdrängung des Zwerchfells Herzbeschwerden (Roemheld-Komplex) und Schmerzen bei Zwerchfellbruch (Hiatushernie) auslösen kann. Übermäßige Gärung und Fäulnis im Darm führen leicht zu einem Wechsel zwischen Durchfall und Verstopfung.

Die vorhergehenden Ausführungen sollen dem Verständnis dienen, daß Obstipation sehr verschiedene Ursachen haben kann und infolgedessen auch unterschiedlich behandelt werden muß. Es sei deshalb ausdrücklich betont, daß organische Veränderungen der Schleimhaut, Geschwüre und Geschwülste, Einengungen des Lumens und Einrisse der Schließmuskelschleimhaut nicht mit Abführmitteln oder Diät geheilt werden können. Störungen des vegetativen Nervensystems, hormonelle Dysfunktionen und Erkrankungen anderer Organe im Bauchraum, zu denen besonders die Unterleibsorgane zu rechnen sind, müssen behandelt werden, um eine Obstipation zu beseitigen. Vor allem Erkrankungen des Magens und der Gallenwege gehen häufig mit Darmstörungen einher.

Überwiegend ist Obstipation Folge vegetativer Funktionsstörungen, die sich bei entsprechend veranlagten Menschen aus ihrer Alltagssituation ergeben. Unregelmäßige Mahlzeiten, unzweckmäßige Nahrungsauswahl, fehlende Arbeitspausen, Hast und Unruhe bedürfen einer Korrektur, damit überhaupt eine wirksame Behandlung erfolgen kann.

Neurotische Störungen, besonders Hemmungen, depressive Affekte und Geizvorstellungen sind nur besonders gezielten Behandlungsmethoden zugängig. Der scheinbar bequeme Griff nach der Abführtablette täuscht über die Ursachen hinweg und verführt bei längerem Gebrauch zu einer gefährlichen Abhängigkeit, die schwerwiegende und unerwünschte Nebenwirkungen zur Folge haben kann.

Überreizung des Darms (Irritation) durch Abführmittel, Wasser- und Mineralstoffverluste können nachhaltige Wirkungen auf Kreislauf und Stoffwechsel haben. Salinische Abführmittel (Bitter- und Glaubersalz) bedürfen einer sorgfältigen Indikation und Dosierung, Gleitöle (Paraffin) dürfen nicht unkontrolliert über längere Zeit eingenommen werden. Quellmittel mit Gleitwirkung durch Pflanzenschleim aus Leinsamen und ähnlichem Ausgangsmaterial sind vorzuziehen und oft ausreichend. Gegebenenfalls kann durch Milchzucker und Präparate zur Unterstützung der Ansiedlung von säurebildenden Bakterien über dem Umweg auf die Bakterienflora günstige Wirkung erzielt werden. Diätetische Maßnahmen können jedoch den Gebrauch von stuhlregulierenden Mitteln oft entbehrlich machen, zumindest aber einschränken.

Vordringlich aber muß die zeitliche Einordnung der Darmentleerung in den Tagesablauf geregelt werden. Berufe mit wenig oder ungünstigen Arbeitspausen zwingen geradezu zu einer Verlegung der Darmentleerung auf den Morgen oder Abend.

Es ist leider eine ärztliche Erfahrung, daß Frauen – und nicht nur berufstätige Frauen – besonders häufig unter Störungen der Darmentleerung leiden. Das hängt in gewissem Grade mit der Sensibilität der weiblichen Unterleibsorgane und deren zyklischer Abhängigkeit zusammen. Andererseits ist es kein Geheimnis, daß Frauen bei sitzender Arbeitsweise Kuchen und Süßigkeiten oft als einzige Nahrung bevorzugen und so dem Darm keine ausreichende Anregung geben.

Wenn irgend möglich, sollten in der Arbeitspause ein kurzer Weg oder andere Bewegungen – etwa gymnastische Übungen – eingeschoben werden.

Einfache diätetische Hilfsmittel sind morgens nüchtern ein Glas natürlicher Fruchtsaft, Pflaumenwasser oder Sauerkrautsaft. Frischer Joghurt, Backpflaumen und Feigen sind altbewährte harmlose Hilfsmittel zur Anregung des Darms. Sie eignen sich zu verschiedenen Zusammenstellungen und besonders auch zu Zwischenmahlzeiten. Der ausschließliche Weißbrot- oder gar Kuchenverzehr muß durch feinkleiiges Vollkornbrot oder Knäckebrot ergänzt werden; auch Weizenschrot, Vollkornhaferflocken und Vollkornbreie (Müsli) gehören zu einer modernen Diät und Darmpflege. Marmelade, insbesondere Pflaumenmus, sowie Honig sind unterstützende Aufstriche.

Es wäre nun aber falsch, wahllos schlakkenreiche Kost mit grobem Zelluloseballast zu bevorzugen, da schmerzhafte Verkrampfungen die Folge sein können. In diesem Fall ist es besser, eine Auswahl von zarten, jungen Gemüsen und gut ausgereiftem Obst zum Verzehr in rohem oder gekochtem Zustand zu treffen (siehe auch »Allgemeine Diätetik«, Seite 11). Rohes Sauerkraut ist durch Fermentwirkung meist gut verträglich. Voraussetzung für jede Rohkost ist aber ein gut kaufähiges Gebiß! Kartoffelgerichte füllen den Darm besser als Nudeln oder Reis. Die Tasse Kaffee und nötigenfalls die »Verdauungszigarette« lösen bei manchen den erwünschten Vorgang aus. Bier, Weißwein, auch Most und Apfelwein sind geeignete Getränke im Rahmen dieser Diätführung.

Durch eine geschickte Auswahl von Speisen, wie sie die Rezepte und Menüvorschläge dieses Buches anbieten, und bei gleichzeitiger Regelung der Lebensweise ist es aussichtsreich, unkomplizierte Darmträgheit bei fehlenden organischen Ursachen günstig zu beeinflussen.

Allgemeine Diätetik

Darmträgheit ist ein so weitverbreitetes Übel, daß man fast von einer »Volkskrankheit« sprechen könnte. Daß man chronische Verdauungsbeschwerden aber keinesfalls leicht nehmen darf und auf alle Fälle einen Arzt konsultieren sollte, hat Ihnen die medizinische Einführung ebenso eindringlich wie überzeugend nahegelegt.

Hat eine Untersuchung ergeben, daß Sie organisch gesund sind und die Obstipation in erster Linie auf falsche Eßgewohnheiten und eine ungeeignete Lebensweise zurückzuführen ist, dann müssen Sie bei der Zusammenstellung des Speisezettels folgendes beachten.

Der Darm muß gefüllt werden durch schlacken-, das heißt zellulosereiche Kost. Nur ein ausreichend gefüllter Darm wird zu kräftiger Tätigkeit angereizt. Zellulosereich sind alle Gemüse- und Obstarten, Salate, Vollkornbrot und Frischkornbreie (Müsli). Zellulosereiche Kost hat überdies den Vorteil, daß sie durch die Füllung des Magens ein Sättigungsgefühl hervorruft, aber einen niederen Kalorienwert hat. Vor allem für Übergewichtige ist das von Bedeutung. Wer auf Kohlgemüse und Hülsenfrüchte mit starken Blähungen reagiert, sollte darauf verzichten und sich an andere Gemüsearten halten (siehe die nachfolgende Aufstellung).

Einseitige Fleischkost ohne ausreichende Gemüsebeilagen sollte vermieden werden. Ebenso könnte reichliche Verwendung von Quark und Magermilchprodukten Darmträgheit unterstützen.

Der tägliche Bedarf an Eiweiß muß allerdings gedeckt werden (1 g pro kg Soll-Körpergewicht, siehe Kleine Ernährungslehre, Seite 14). Hier seien besonders Sauermilchprodukte und rohe Buttermilch empfohlen. Sie wirken sich günstig auf die Darmtätigkeit aus, und ihr Eiweiß ist biologisch hochwertig.

Mit Fett dagegen brauchen Sie nicht zu sparen (eine extrem fettarme Nahrung wäre in diesem Fall sogar von Nachteil, denn Fett „schmiert" den Darm und sorgt für bessere Gleitfähigkeit). Übergewichtige müssen jedoch darauf achten, daß sie mit Fett nicht zu üppig umgehen und zumindest den Verzehr der unsichtbaren Fette (zum Beispiel in der Wurst und in Nüssen) einschränken.

Von sehr guter Wirkung ist eingeweichtes Trockenobst (Backpflaumen, Feigen, Aprikosen, Apfelringe), morgens vor dem Frühstück gegessen. Das Einweichwasser wird getrunken.

Sorgen Sie für genügend Flüssigkeitszufuhr und nehmen Sie anstatt drei großer Mahlzeiten lieber fünf kleine, verteilt über den ganzen Tag, zu sich.

Kleine Zwischenmahlzeiten dürfen jedoch nicht aus Kuchen, Feinbackwaren und Süßigkeiten bestehen. Geeignet ist 1 Glas Obst- oder Gemüsesaft, frisches Obst oder 1 Glas Buttermilch. Dazu gibt es Knäcke- oder ein anderes Vollkornbrot oder Vollkornkekse.

Überprüfen Sie auch Ihre »Fernsehgewohnheiten«! Anstatt Pralinen und Schokolade sollten Sie rohes Obst oder rohes Gemüse (Radieschen, Rettich, Paprikaschote) knabbern. Das bekommt nicht nur Ihrem Darm, sondern auch Ihrer Figur.

Wichtig ist, daß Sie sich körperlich betätigen: 10 Minuten Morgengymnastik, ein täglicher Spaziergang – in flottem, nicht im Schleichtempo! – von mindestens einer halben Stunde Dauer, leichter Sport am Wochenende, der auch psychisch entspannt, unterstützen die Wirkung der Diät.

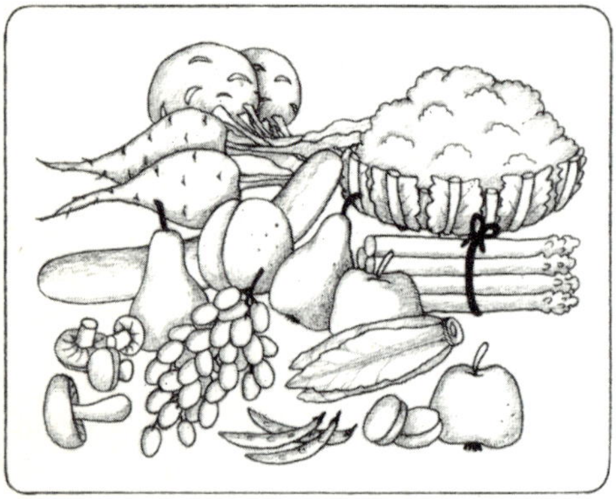

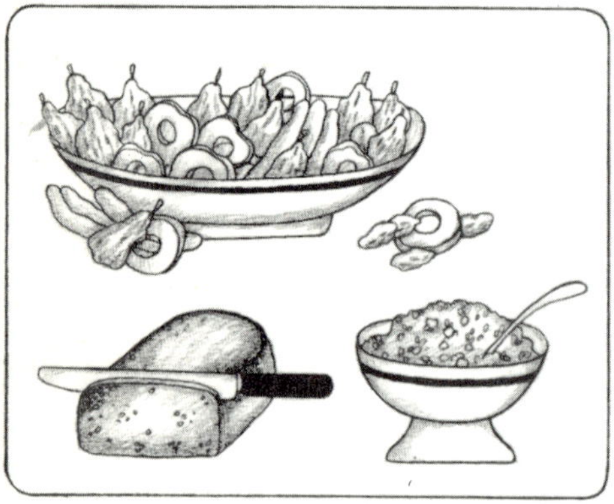

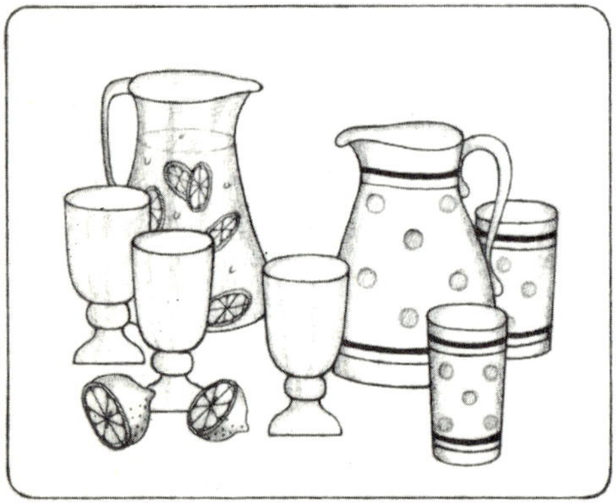

Folgende Nahrungsmittel werden empfohlen:

Fleisch: Schwein, Rind, Kalb und Hammel.

Geflügel: Gans, Ente, Pute, Huhn, Hähnchen und Poularde.

Wild und Wildgeflügel: Reh, Hase und Wildschwein, Fasan.

Fleisch- und Wurstwaren: roher Schinken, gekochter Schinken, Roastbeef, kalter Braten, Zunge, Schweinemett, Mortadella, Salami, Teewurst, Mettwurst, Fleischsalat und Wurstsalat.

Fisch: Aal, Hering, Lachs, Makrele, Brat- und Räucherfisch, Fischfilet paniert und gebraten, Heringssalat und Fischkonserven.

Eier: hart- und weichgekochte Eier, Spiegeleier, Rührei mit Speck, Eiersalat, Ei für Aufläufe, Suppen und Saucen.

Milch: Vollmilch, rohe Buttermilch, Dickmilch, frischer Kefir, frischer Joghurt aus Vollmilch ohne und mit Früchten, Sahnejoghurt, Kondensmilch.

Käse: Quark, Schichtkäse, alle Käsesorten ab 40% Fett i. Tr., zum Beispiel Chesterkäse, Butterkäse, Edelpilzkäse, Briekäse, Camembert, Emmentaler, Gouda, Edamer, Tilsiter und die französischen Käsesorten.

Fette: Sahne, Butter, Pflanzenmargarine, Pflanzenöle, Palmin, Schmalz, Gänsefett, Rindertalg und Speck.

Brot: gut ausgebackenes Vollkornbrot, Schwarzbrot, Schrotbrot, Kleiebrot, Steinmetzbrot, Simonsbrot, Leinsamenbrot, Grahambrot, Pumpernickel, Knäckebrot und Grahambrötchen.

Backwaren: Obstkuchen mit wenig Teig.

Getreide- und Stärkeerzeugnisse: Hafervollkornflocken, Weizenschrot, Weizenkleie, Weizenkeime, Vollreis, Grütze und Leinsamen

Zucker: Zucker, Milchzucker, Honig, Sirup und Marmelade, besonders Pflaumenmus.

Gemüse: alle Gemüsearten. Zu bevorzugen sind: Sauerkraut, Kohlrabi, Rettich, Pilze, Grünkohl, frische Bohnen und Erbsen, Möhren, Tomaten, Paprika, rote Bete, Spargel, Steckrüben, Chicorée, Endiviensalat, Eissalat, Kopfsalat, Feldsalat, Radieschen, Chinakohl, die übrigen Kohlarten nach Verträglichkeit.

Hülsenfrüchte: Erbsen, Kichererbsen, Linsen und Bohnen, wenn sie vertragen werden.

Kartoffeln: Salzkartoffeln, Pellkartoffeln, Bratkartoffeln, Backkartoffeln (Blechkartoffeln), Kartoffelpuffer, Kartoffelsalat, Kartoffelklöße und Röstkartoffeln.

Obst: alle Obstsorten, sehr reichlich, in roher und gedünsteter Form.

Trockenobst: Backpflaumen, Aprikosen, Äpfel, Birnen, Rosinen, Korinthen, Pfirsiche, Ananas, Feigen und Datteln.

Nüsse: Mandeln, Erdnüsse, Haselnüsse, Walnüsse, Paranüsse und Kokosflocken.

Getränke: frische Obst- und Gemüsesäfte, Milchmixgetränke, rohe Buttermilch, Kräutertees, zum Beispiel Hagebuttentee, Pfefferminztee, Apfelschalentee, Bohnenkaffee, Limonaden, Mineralwässer, Weißwein, Apfelwein und Bier.

Kräuter und Gewürze: Petersilie, Dill, Schnittlauch, Estragon, Kerbel, Kresse, Bohnenkraut, Liebstöckel, Majoran, Melisse, Salbei, Thymian, Salz, Pfeffer, Paprika, Curry, Ingwer, Anis, Kümmel, Muskat, Vanille, Nelken.

Zubereitung: Alle Gartechniken sind erlaubt. Zu bevorzugen ist das Braten und Rösten.

Folgende Nahrungsmittel sind einzuschränken:

Milch: Magermilch, Magermilchquark, Magermilchjoghurt und gekochte Buttermilch.

Käse: alle mageren Käsesorten unter 30% Fett i. Tr.

Brot und Backwaren: Brötchen, Weißbrot, Toastbrot, Kuchen und Kleingebäck.

Getreide- und Stärkeerzeugnisse: alle Feinmehle, Stärke, Puddingpulver, Grieß, Sago, Reis, Teigwaren, zum Beispiel Nudeln, Spaghetti.

Süßwaren: Bonbons, Schokolade, Pralinen, Kakao.

Obst: Bananen und Heidelbeeren.

Getränke: schwarzer Tee, Rotwein, Kakao und Heidelbeersaft.

Kleine Ernährungslehre

Unsere Nahrungsmittel bestehen aus den energieliefernden
Nährstoffen: Eiweiß, Fett und Kohlenhydrate und aus den
Wirkstoffen: Vitamine, Mineralstoffe und Spurenelemente.

Das **Eiweiß** dient in erster Linie als Baustoff und zur Erhaltung der Körperzellen. Erst in zweiter Linie wird es als Energiequelle verwendet. Der gesunde Erwachsene braucht pro Tag mindestens 1 g Eiweiß pro kg Soll-Körpergewicht (Soll-Körpergewicht: Körpergröße in cm minus 100 = Körpergewicht in kg, davon minus 10%). Die tägliche Eiweißzufuhr sollte zu einem Drittel, besser bis zur Hälfte tierischer Herkunft sein.
Tierisches Eiweiß ist überwiegend in Trinkmilch, Magermilch, Dickmilch, Joghurt, Quark, Käse, Fleisch, Fisch und im Ei enthalten.
Pflanzliches Eiweiß findet man in Kartoffeln, Getreideerzeugnissen und Hülsenfrüchten.

Fett ist unter den Nährstoffen die stärkste Energiequelle. Die Art des Fettes wird durch die gesättigten und die mehrfach ungesättigten Fettsäuren bestimmt. Der Tagesbedarf an Fett für einen gesunden Erwachsenen beträgt 1 g pro kg Soll-Körpergewicht. **Sichtbare** Fette sind Koch- und Streichfette wie zum Beispiel Butter, Margarine, Schmalz, Öl und Speck.
Unsichtbares oder **verstecktes** Fett findet man im Fleisch, in der Wurst, in fetten Fischsorten, in Milch, Käse, Eiern und Nüssen.

Die **Kohlenhydrate** zählen ebenfalls zu den energieliefernden Nährstoffen. Der Tagesbedarf an Kohlenhydraten für einen gesunden Erwachsenen beträgt 5 g pro kg Soll-Körpergewicht. Als Kohlenhydrate bezeichnet man den Zucker, die Stärke und die Zellulose. Die letztere ist unverdaulich. Sie sind in folgenden Nahrungsmitteln enthalten: im Zucker, im Honig, in der Marmelade, in allen Getreideerzeugnissen (Brot, Haferflocken, Nudeln, Grieß, Reis), in den Kartoffeln und im Obst. In kleineren Mengen kommen die Kohlenhydrate in der Milch und im Gemüse vor. Auch Liköre, Limonade, Obstsäfte und Bier sind kohlenhydrathaltig.

Die **Zellulose** ist ein Ballaststoff und wird vom Körper nicht verdaut. Pflanzliche Nahrungsmittel wie Obst, Gemüse, Vollkornerzeugnisse und Hülsenfrüchte enthalten reichlich Zellulose. Sie füllt den Darm und regt dadurch die Darmtätigkeit an.

Die **Wirkstoffe** (Vitamine, Mineralstoffe, Spurenelemente) sind für die Funktionen des menschlichen Organismus unentbehrlich.

Die **Vitamine** werden eingeteilt in
a) die fettlöslichen Vitamine A, D, E, K, die in fetthaltigen Nahrungsmitteln enthalten sind. Nur die Vorstufe des Vitamin A, das Carotin, findet man in pflanzlichen Nahrungsmitteln (Obst und Gemüse).
b) die wasserlöslichen Vitamine C und die der B-Gruppe. Vitamin C ist vor allem in den Citrusfrüchten, im Beerenobst, aber auch in vielen Obst- und Gemüsesorten enthalten. Die Vitamine der B-Gruppe sind in pflanzlichen und tierischen Nahrungsmitteln enthalten.

Zu den **Mineralstoffen** gehören Calcium, Kalium und Natrium. Bei einer abwechslungsreichen gemischten Kost ist der Mineralstoffbedarf gedeckt. Zu empfehlen ist täglich $^1/_2$ l

Milch (Butter- oder Magermilch) wegen des hohen Gehaltes an Calcium (und natürlich an hochwertigem Eiweiß).

Zu den **Spurenelementen** zählen Eisen, Jod und Fluor. Auch hier deckt eine vollwertige und abwechslungsreiche Kost den Bedarf.

Das **Wasser** ist für den menschlichen Organismus ebenfalls von Bedeutung. Es dient zum Beispiel als Lösungs- und Transportmittel der Nährstoffe im Blut. Der Mensch braucht täglich etwa 2 l Flüssigkeit, davon 1 l Trinkflüssigkeit.

Zu den **Geschmacks- und Duftstoffen** zählen die Gewürze. Auch sie sollten in unserer täglichen Kost nicht fehlen, denn sie regen den Appetit an, sorgen für guten Speichelfluß und damit für eine bessere Bekömmlichkeit der Nahrung.

Kalorie und Joule

Der Kalorienbedarf richtet sich nach Geschlecht, Alter, Körpergröße und Arbeitsleistung.

Als Kalorie (Kilokalorie = kcl) bezeichnet man die Wärmemenge, die benötigt wird, um 1 l Wasser um 1° zu erwärmen, genauer gesagt, die Wassertemperatur von 14,5° C auf 15,5° C zu erhöhen. Durch die mit der Nahrung aufgenommenen Nährstoffe findet im Organismus eine Verbrennung statt. Dieser Vorgang setzt Energie frei, und die wiederum wird in Kalorien gemessen.

1974 wird die Kalorie vom Joule (gesprochen Dschul) abgelöst, doch hat sie noch bis 1977 Gültigkeit. Die internationale Maßeinheit Joule ist auf der Energie des elektrischen Stroms begründet. Sie wurde nach dem englischen Physiker J. P. Joule benannt.

So sieht die Umrechnung von einer Energieeinheit in die andere aus:

1 Kilokalorie (kcl) = 4,186 Kilojoule (kj)

Im Durchschnitt liefert:

1 g Eiweiß = 4,1 Kalorien = 17,2 Joule
1 g Fett = 9,3 Kalorien = 38,9 Joule
1 g Kohlenhydrat = 4,1 Kalorien = 17,2 Joule
1 g Alkohol = 7,0 Kalorien = 29,3 Joule

Tips für die Diätküche

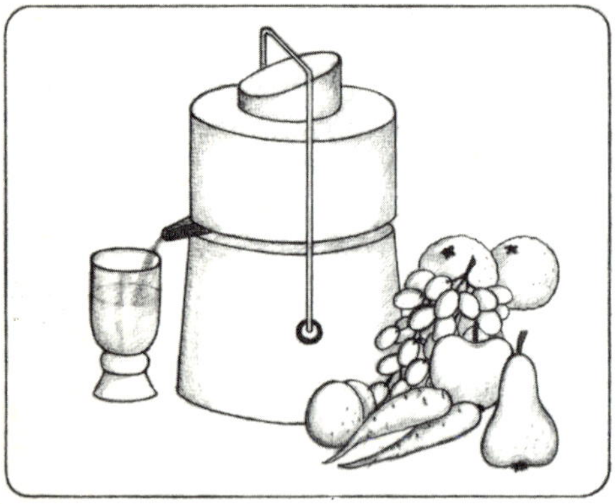

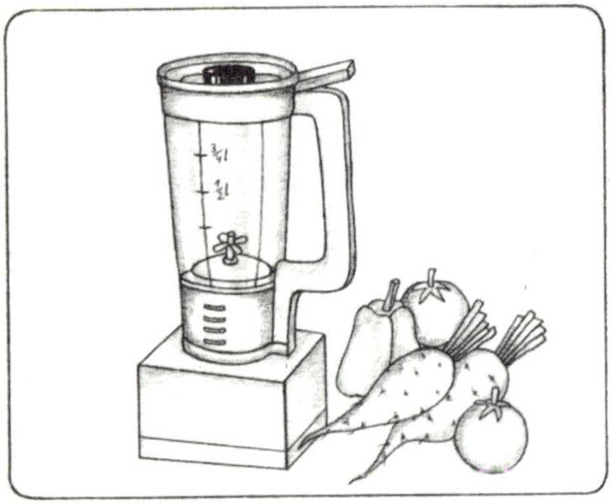

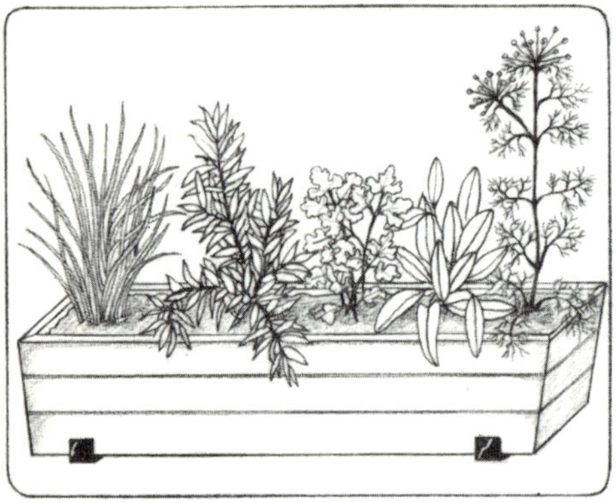

Wichtig für die Diät bei Darmträgheit sind Gemüsegerichte, Frischkost und Obstsäfte.

Darum sollten Sie sich schnell die Regeln für die Vor- und Zubereitung von Gemüse ins Gedächtnis rufen:

Frische Salate und Gemüse nur kurze Zeit aufbewahren, entweder im Gemüsefach des Kühlschranks oder in einer luftigen Vorratskammer. Geputzt, gewaschen und zerkleinert wird Gemüse nach Möglichkeit erst unmittelbar vor der Zubereitung. Geputztes Gemüse und geschälte Kartoffeln nur kurz kalt waschen oder abbrausen, niemals im Wasser liegenlassen. Die wasserlöslichen Vitamine und Mineralstoffe werden sonst herausgeschwemmt. (Ausnahme: Blumenkohl. Ihn muß man für etwa 15 Minuten in Salzwasser legen, damit sich alle Schmutzpartikel aus den Röschen lösen können.) Salat wird nach dem gründlichen Waschen in einem Tuch oder im Salatwäscher trockengeschwenkt.

Kann zerkleinertes Gemüse nicht sofort gegart werden, bewahrt man es zugedeckt kühl auf. Dasselbe gilt für gehackte oder fein geschnittene Kräuter. Unter Sauerstoff- und Lichteinwirkung verringert sich der Vitamingehalt rapide!

Obst- und Gemüsesäfte preßt man erst kurz vor dem Trinken aus. Muß man sie aufbewahren, dann zugedeckt und kühl.

Rohes Obst sollte man nach Möglichkeit – das heißt, wenn man es verträgt – gründlich waschen und mit der genießbaren Schale verzehren, denn die Schale besteht überwiegend aus der verdauungsfördernden Zellulose.

Vergessen Sie nie, den Topf, in dem Gemüse gegart wird, zuzudecken, und vermeiden Sie häufiges Umrühren. Das Vitamin C und die meisten Vitamine der B-Gruppe sind empfindlich gegen Sauerstoff beziehungsweise gegen Sauerstoff, Licht und Hitze. Deshalb sollten Sie Gemüse und Obst, die beide besonders vitaminreich sind, nicht unnötig der Sonne, der Luft und der Hitze aussetzen, um Vitaminverluste zu vermeiden.

Auch zu langes Warmhalten reduziert den Vitamingehalt.

Vorteilhaft ist eine Gartechnik, bei der alle Wirkstoffe – Vitamine und Mineralstoffe – weitgehend erhalten bleiben: kurzes Dünsten in Fett mit wenig oder – bei wasserreichen Gemüsen – keiner Wasserzugabe. Manche Gemüsearten – zum Beispiel Spargel – müssen gekocht werden. Dann schüttet man das Kochwasser jedoch unter keinen Umständen weg, sondern verwendet es als Grundlage für eine Suppe oder Sauce.

Besonders geeignet ist auch das Dämpfen im Siebeinsatz (zum Beispiel für Kartoffeln und Blumenkohl). Auch hier sollten Sie die zum Dämpfen benötigte geringe Flüssigkeitsmenge weiterverwenden.

Kochen Sie Gemüsegerichte nicht zu reichlich. Aufgewärmtes Gemüse ist praktisch ohne Wirkstoffe. Läßt sich Aufwärmen einmal nicht vermeiden: schonendes Erwärmen im Wasserbad! Und vor dem Auftragen frische, fein gehackte Kräuter oder rohes, fein zerkleinertes Gemüse untermischen.

Übrigens gewinnt so ziemlich jedes Gericht durch die Zugabe frischer Kräuter. Auch wenn Sie keinen eigenen Garten haben: Auf dem Balkon oder am Küchenfenster läßt sich in Blumentöpfen oder -kistchen ein »Kräuterbeet« anlegen.

Kostspielige Küchengeräte sind für diese Diät nicht nötig. Sie sollten sich aber überlegen, ob sich nicht die Anschaffung eines elektrischen Entsafters lohnt (wenn er nicht ohnehin schon zu Ihrer Küchenausrüstung gehört). Auch ein Mixgerät und ein Tischgrill werden Ihnen gute Dienste leisten. Sämtliche Geräte können ja weiterverwendet werden, auch wenn eine strenge Diät nicht mehr erforderlich ist.

Vor dem Start zu lesen

Mengenangaben

Bei allen Rezepten sind die Mengen so angegeben, daß Sie auch ohne Waage auskommen. Trotzdem sollten Sie sich nach Möglichkeit eine Diätwaage anschaffen. Unbedingt nötig ist sie, wenn zur Darmträgheit Übergewicht kommt. Dann müssen Sie Streichfette aufs Gramm abwiegen, damit Sie nicht in Gefahr geraten, die tägliche Kalorienmenge zu reichlich zu bemessen. Sicherheitshalber sollten Sie außerdem wenigstens einmal Scheiben von Käse, Wurst, kaltem Fleisch und ähnlichem abwiegen und Ihre Ergebnisse mit den Angaben im Rezept vergleichen.

Garzeiten

Die in den Rezepten angegebenen Garzeiten bieten Anhaltspunkte, können sich aber nach oben oder unten verschieben, je nach Beschaffenheit des Koch- oder Bratgutes. Auch der Herd, auf dem Sie kochen, spielt für die Dauer des Garvorgangs eine Rolle.

Nährstoffberechnung

Die Nährstoffberechnung der Rezepte geht vom eßbaren Anteil der Nahrungsmittel aus.

Was ist »Fett i. Tr.«?

Damit ist das versteckte Fett in den verschiedenen Käsesorten gemeint. Es bedeutet: Fett in der Trockenmasse. Der absolute Fettanteil beträgt jedoch nur etwa die Hälfte bis zwei Drittel der genannten Fettstufe. Beispiel: Edamer = 40% Fett i. Tr., absoluter Fettgehalt = 22%.

»Das paßt dazu«

Die Hinweise am Schluß vieler Rezepte auf Beilagen, Saucen und Nachspeisen sollen Ihnen helfen, ohne viel Kopfzerbrechen ein geschmacklich und ernährungsphysiologisch gut abgestimmtes Diätmenü zusammenzustellen.

DIE REZEPTE

Frühstück

Das Glas Saft oder der Frischkornbrei nach Wahl ist bei der Kalorien- und Nährstoffberechnung nicht berücksichtigt.

Frühstück 1

Pro Person: 1 Glas Saft nach Wahl (Seite 61)
1 Tasse Kaffee • 5 g Zucker (1 Teel.)
5 g Kondensmilch (1 Teel.) mit 7,5% Fettgehalt • 50 g Grahambrötchen (1 Stück)
40 g Pumpernickel (1 Scheibe)
20 g Butter oder Margarine (2 gehäufte Teel.)
50 g Pflaumenmus (2 gehäufte Teel.)
25 g Schnittkäse (1 Scheibe) mit 40% Fett i. Tr.

Nährwert: Eiweiß 13 g, Fett 24 g, Kohlenhydrate 84 g, Kalorien 612, Joule 2557.

Frühstück 2

Pro Person: 50 g (4 große) eingeweichte Backpflaumen ohne Stein (Nährwert Seite 64) • 2 Tassen Hagebuttentee oder Kaffee
10 g Zucker (2 Teel.) • 40 g Vollkornbrot (1 Scheibe) • 10 g Knäckebrot (1 Scheibe)
20 g Butter oder Margarine (2 gehäufte Teel.) • 30 g gekochter Schinken (1 Scheibe)
60 g (1 gekochtes) Ei

Nährwert: Eiweiß 17 g, Fett 29 g, Kohlenhydrate 36 g, Kalorien 494, Joule 2069.

Frühstück 3

Pro Person: 1 Glas Buttermilch mit Milchzucker (Nährwert Seite 62) • 1 Tasse Kaffee
5 g Kondensmilch (1 Teel.) mit 7,5% Fettgehalt • 40 g Vollkornbrot (1 Scheibe)
40 g Mischbrot (1 Scheibe) • 20 g Butter oder Margarine (2 gehäufte Teel.)
20 g Zervelatwurst (4 Scheiben)
50 g Radieschen (10 Stück)

Nährwert: Eiweiß 10 g, Fett 25 g, Kohlenhydrate 41 g, Kalorien 460, Joule 1922.

Frühstück 4

Pro Person: 1 Glas Saft nach Wahl (Seite 61)
1 Frischkornbrei nach Wahl (Rezept Seite 23 f.) • 1 Tasse Kaffee • 5 g Zucker (1 Teel.)
20 g Trinkmilch (2 Eßl.) mit 3,5% Fettgehalt • 20 g Knäckebrot (2 Scheiben)
10 g Butter oder Margarine (1 gehäufter Teel.) • 60 g (1 mittelgroße) Tomate
50 g Speisequark mit 20% Fett i. Tr. (1 gehäufter Eßl.) mit Schnittlauch

Nährwert: Eiweiß 10 g, Fett 11 g, Kohlenhydrate 25 g, Kalorien 253. Joule 1054.

Frühstück 5

Pro Person: 1 Glas Saft nach Wahl (Seite 61)
1 Frischkornbrei nach Wahl (Rezept Seite 23 f.) • 1 Tasse Malventee • 10 g Bienenhonig (1 Teel.) • 40 g Grahambrot (1 Scheibe)
10 g Butter oder Margarine (1 gehäufter

Teel.) · 30 g Mortadella (1 Scheibe)
175 g Früchtejoghurt (1 Becher)

Nährwert: Eiweiß 12 g, Fett 23 g, Kohlenhydrate 52 g, Kalorien 478, Joule 2004.

Frühstück 6

Pro Person: 1 Glas Saft nach Wahl (Seite 61)
1 Frischkornbrei nach Wahl (Rezept Seite 23 f.) · 1 Tasse Kaffee · 5 g Zucker (1 Teel.)
5 g Kondensmilch (1 Teel.) mit 7,5% Fettgehalt · 40 g Vollkornbrot (1 Scheibe)
10 g Butter oder Margarine (1 gehäufter Teel.) · 25 g Camembert (3 Scheiben) mit 45% Fett i. Tr.

Nährwert: Eiweiß 8 g, Fett 14 g, Kohlenhydrate 24 g, Kalorien 276. Joule 1149.

Frühstück 7

Pro Person: 1 Glas Saft nach Wahl (Seite 61)
1 Frischkornbrei nach Wahl (Rezept Seite 23 f.) · 1 Tasse Kaffee · 5 g Kondensmilch (1 Teel.) mit 7,5% Fettgehalt · 40 g Vollkornbrot (1 Scheibe) · 10 g Butter oder Margarine (1 gehäufter Teel.) · 30 g Leberwurst (1 dicke Scheibe) · 50 g frische Gurke

Nährwert: Eiweiß 7 g, Fett 20 g, Kohlenhydrate 20 g, Kalorien 317, Joule 1321.

Imbisse, kleine Mahlzeiten

Müsli aus Vollkornhaferflocken

Pro Person: 30 g Vollkornhaferflocken (3 Eßl.) • 150 g Trinkmilch • 10 g gesüßter Sanddorn (2 Teel.) • 80 g (1 mittelgroßer) Apfel • 10 g (8 Stück) grob gehackte Haselnußkerne • 5 g Zitronensaft (1 Teel.) 1 Prise Zucker • 1 Prise Salz

Nährwert: Eiweiß 10 g, Fett 13 g, Kohlenhydrate 45 g, Kalorien 357, Joule 1493.

Die Haferflocken in einer Schüssel mit der Milch und dem Sanddorn vermischen. Den Apfel gründlich abspülen, vierteln, vom Kerngehäuse befreien und ungeschält an die Haferflocken raffeln. Die Haselnußkerne untermischen und das Müsli mit Zitronensaft, Zucker und Salz abschmecken. Außer Bananen und Heidelbeeren kann auch jedes andere Frischobst im gleichen Mengenverhältnis verwendet werden.

Kleie-Rohbrei mit Kefir und Korinthen

Pro Person: 15 g Weizenkleie (3 gehäufte Eßl.) • 30 g Korinthen (2 gehäufte Eßl.) 125 g Kefir (1/2 Becher) • 10 g Weizenkeime (1 gehäufter Eßl.) • 10 g gemahlener Leinsamen (1 Eßl.) • 5 g Zucker (1 Teel.) 5 g Zitronensaft (1 Teel.)

Nährwert: Eiweiß 12 g, Fett 10 g, Kohlenhydrate 34 g, Kalorien 292, Joule 1223.

Die Kleie über Nacht mit den heiß abgespülten Korinthen in 7 Eßl. Wasser einweichen. Am folgenden Morgen den Kefir, die Weizenkeime, den Leinsamen und den Zucker daruntermischen. Mit Zitronensaft abschmecken.

Frischkornbrei mit Orange

Bild Seite 33

Pro Person: 30 g grob gemahlenes Weizenschrot (2 gehäufte Eßl.) • 20 g Weizenkeime (2 gehäufte Eßl.) • 40 g flüssige Schlagsahne (4 Eßl.) • 5 g Zucker (1 Teel.) 10 g Milchzucker (1 gestrichener Eßl.) 120 g (1/2 große) Orange

Nährwert: Eiweiß 11 g, Fett 15 g, Kohlenhydrate 55 g, Kalorien 404, Joule 1689.

Das Weizenschrot über Nacht in 6 Eßl. Wasser einweichen. Am folgenden Morgen die Weizenkeime, die Sahne, den Zucker und den Milchzucker dazuschütten. Umrühren. Die Orange schälen, in kleine Stücke schneiden und untermischen.

Kornflocken-Rohbrei mit getrockneten Aprikosen

Pro Person: 30 g Kornflocken (2 gehäufte Eßl.) • 50 g (10 halbe) getrocknete Aprikosen • 20 g flüssige Schlagsahne (2 Eßl.) 5 g Zucker (1 Teel.) • 5 g Zitronensaft (1 Teel.)

Nährwert: Eiweiß 7 g, Fett 7 g, Kohlenhydrate 61 g, Kalorien 339, Joule 1421.

Die Kornflocken und die abgespülten Aprikosen über Nacht in 1/8 l Wasser einweichen.

Am folgenden Morgen die Aprikosen kleinschneiden, die Sahne und den Zucker untermischen und den Brei mit Zitronensaft abschmecken.

Frischkornbrei mit Ananas und Nüssen Bild Seite 33

Pro Person: 30 g grobgemahlenes Weizenschrot (2 gehäufte Eßl.) · 70 g Ananas aus der Dose (1 Scheibe) oder 2 gehäufte Eßl. Ananasschnitzel · 3 Eßl. Ananassaft
50 g (1 kleiner) Apfel
10 g (5 halbe) grobgehackte Walnußkerne
10 g flüssige Schlagsahne (1 Eßl.)
5 g Zitronensaft (1 Teel.)

Nährwert: Eiweiß 6 g, Fett 10 g, Kohlenhydrate 43 g, Kalorien 299, Joule 1251.

Das Weizenschrot über Nacht in 4 Eßl. Wasser einweichen. Am folgenden Morgen die Ananas in kleine Stücke schneiden und mit dem Saft zusammen unter das Schrot mischen. Den Apfel abspülen, vierteln, vom Kerngehäuse befreien und ungeschält grob zu den anderen Zutaten raffeln. Die Walnußkerne und die Sahne untermengen und den Brei mit Zitronensaft abschmecken.

Müsli aus Leinsamen und Backpflaumen

Pro Person: 50 g Backpflaumen ohne Stein (4 Stück) · 15 g Rosinen (1 gehäufter Eßl.)
20 g gemahlener Leinsamen (2 Eßl.)
20 g flüssige Schlagsahne (2 Eßl.)
5 g Zitronensaft (1 Teel.)

Nährwert: Eiweiß 5 g, Fett 14 g, Kohlenhydrate 41 g, Kalorien 334, Joule 1397.

Die Backpflaumen und die Rosinen gründlich abspülen und über Nacht in $^1/_8$ l Wasser einweichen. Am folgenden Morgen die Pflaumen kleinschneiden, den Leinsamen und die Sahne untermischen und das Müsli mit Zitronensaft abschmecken.

Frischkornbrei mit Backpflaumen

Pro Person: 50 g grobgemahlenes Weizenschrot (2 gehäufte Eßl.) · 50 g Backpflaumen ohne Stein (4 Stück) · 10 g (5 halbe) grobgehackte Walnußkerne · 10 g flüssige Schlagsahne (1 Eßl.) · 5 g Bienenhonig ($^1/_2$ Teel.)
5 g Zitronensaft (1 Teel.)

Nährwert: Eiweiß 7 g, Fett 10 g, Kohlenhydrate 55 g, Kalorien 347, Joule 1451.

Das Weizenschrot und die abgespülten Backpflaumen über Nacht in $^1/_8$ l Wasser einweichen. Am folgenden Morgen die Pflaumen kleinschneiden, die Nüsse, die Sahne und den Bienenhonig untermischen und den Brei mit Zitronensaft abschmecken.

Toast mit Champignons und Rosinen

Pro Person: 40 g Mischbrot (1 Scheibe)
5 g Butter oder Margarine (1 gestrichener Teel.) · 10 g geräucherter durchwachsener

Speck · 50 g (8 große) Champignons aus der Dose · Salz und Pfeffer nach Geschmack 30 g Rosinen (2 gehäufte Eßl.) · 25 g Schnittkäse mit 45% Fett i. Tr. (1 Scheibe)

Nährwert: Eiweiß 7 g, Fett 10 g, Kohlenhydrate 42 g, Kalorien 293, Joule 1223.

Die Scheibe Brot toasten und mit Butter bestreichen. Den Speck in Würfel schneiden und in einer Pfanne ausbraten. Die Champignons in feine Blättchen schneiden, zu den Speckwürfeln geben und mit Salz und Pfeffer bestreuen. Die Rosinen heiß abspülen, mit Küchenpapier trockentupfen und unter den Speck und die Champignons mischen. Alles zusammen etwa 5 Minuten dünsten, dann auf der Brotscheibe verteilen und die Käsescheibe darüberlegen. Den Backofen oder Grill vorheizen und den Toast 3–5 Minuten überbacken.

Abwandlung für die übrige Familie: Statt Mischbrot Toastbrot oder Weißbrot.

Toast mit gekochtem Schinken und Backpflaumen

Pro Person: 70 g Backpflaumen ohne Stein (6 Stück) · 40 g Mischbrot (1 Scheibe) 5 g Butter oder Margarine (1 gestrichener Teel.) · 30 g gekochter Schinken (1 Scheibe) 25 g Schnittkäse mit 45% Fett i. Tr. (1 Scheibe)

Nährwert: Eiweiß 16 g, Fett 17 g, Kohlenhydrate 63 g, Kalorien 493, Joule 2063.

Die Backpflaumen über Nacht in 6 Eßl. Wasser einweichen. Die Scheibe Brot toasten und mit Butter bestreichen. Den Schinken darauflegen. Die Pflaumen mit Küchenpapier trockentupfen und auf den Schinken legen. (Das Einweichwasser trinken.) Zuletzt die Scheibe Käse darüberlegen. Den Backofen oder Grill vorheizen und den Toast 3–5 Minuten überbacken.

Abwandlung für die übrige Familie: Statt Mischbrot Weißbrot.

Toast mit Sauerkraut, Kasseler und Ananas

Pro Person: 40 g Grahambrot (1 Scheibe) 5 g Butter oder Margarine (1 gestrichener Teel.) · 50 g Sauerkraut (2 gehäufte Eßl.) 30 g Kasseler (1 dicke Scheibe) · 70 g Ananas aus der Dose (1 Scheibe) · 25 g Schnittkäse mit 45% Fett i. Tr. (1 Scheibe)

Nährwert: Eiweiß 16 g, Fett 12 g, Kohlenhydrate 38 g, Kalorien 347, Joule 1455.

Die Scheibe Brot toasten und mit Butter bestreichen. Das Sauerkraut, die Scheibe Kasseler und die Scheibe Ananas aufeinanderschichten und mit dem Käse abdecken. Den Backofen oder Grill vorheizen und den Toast 3–5 Minuten überbacken.

Abwandlung für die übrige Familie: Statt Grahambrot Weißbrot.

Chicoréesalat mit Curry, Rosinen und Fleischwurst

Zutaten für 4 Personen: 250 g Kefir (1 Becher) • Salz und Pfeffer nach Geschmack Essig oder Zitronensaft • Currypulver nach Geschmack • 5 g Zucker (1 Teel.) • 30 g Rosinen (2 gehäufte Eßl.) • 80 g (1 mittelgroßer) Apfel • 120 g Fleischwurst (4 Scheiben) 300 g (2 große Stauden) Chicorée

Nährwert pro Person: Eiweiß 6 g, Fett 11 g, Kohlenhydrate 12 g, Kalorien 181, Joule 755.

Den Kefir in einer Schüssel mit Salz, Pfeffer, Essig (oder Zitrone), Currypulver und Zukker verrühren. Die Rosinen warm abspülen, trockentupfen und in die Salatsauce schütten. Den Apfel ebenfalls warm abwaschen, vierteln, vom Kernhaus befreien und ungeschält in feine Blättchen schneiden. Die Fleischwurst enthäuten und würfeln. Den Chicorée kalt abspülen, putzen, dabei unten den bitteren Keil herausschneiden, und in zentimeterbreite Streifen schneiden. Alle Zutaten mit der Sauce vermengen. Den Salat zugedeckt etwa 20 Minuten durchziehen lassen.

Thunfischsalat mit weißen Bohnen und Oliven Bild Seite 33

Zutaten für 4 Personen: 250 g weiße Bohnen (1 kleine Dose) • 185 g Thunfisch in Öl (1 Dose) • 20 g (1 mittelgroße) Zwiebel 30 g gefüllte grüne Oliven (12 Stück) • 100 g eingelegte Tomatenpaprikastreifen (1/2 kleines Glas) • 1 Prise Zucker • Pfeffer und Knoblauchpulver nach Geschmack • 10 g fein gehackte Petersilie (2 gehäufte Eßl.)

Nährwert pro Person: Eiweiß 18 g, Fett 11 g, Kohlenhydrate 21 g, Kalorien 271, Joule 1134.

Die weißen Bohnen mit der Flüssigkeit in einem kleinen Topf erhitzen und einmal aufkochen lassen. Auf ein Sieb schütten zum Abtropfen. Den Thunfisch mit dem Öl in eine Schüssel geben und mit zwei Gabeln zerpflücken. Die Zwiebel schälen und klein würfeln, die Oliven in dünne Blättchen schneiden. Bohnen, Zwiebelwürfel, Olivenblättchen und die Paprikastreifen unter den Thunfisch mischen. Den Salat mit Zucker, Pfeffer und Knoblauchpulver würzig abschmecken. Zuletzt die Petersilie unterheben.

Endiviensalat mit Silberzwiebeln, Eiern und Tomaten

Zutaten für 4 Personen: 195 g Silberzwiebeln (1 kleines Glas) • 20 g Öl (2 Eßl.) Salz und Pfeffer nach Geschmack • 5 g Zukker (1 Teel.) • 1 Schuß Worcestersauce 250 g (4 mittelgroße) Tomaten • 114 g (2 große) hartgekochte Eier • 10 g Kresse (2 gehäufte Eßl.) • 250 g (1 mittelgroßer Kopf) Endiviensalat

Nährwert pro Person: Eiweiß 6 g, Fett 8 g, Kohlenhydrate 9 g, Kalorien 135, Joule 562.

Die Zwiebeln mit der Flüssigkeit in eine Schüssel schütten. Öl, Salz, Pfeffer, Zucker und Worcestersauce daruntermischen. Die Tomaten achteln. Die Eier schälen und ebenfalls achteln. Die Kresse abspülen und abtropfen lassen. Die Endivienblätter waschen und in feine Streifen schneiden. Alle Zutaten unter die Zwiebelmarinade mischen.

Suppen, Saucen

Pikante Sauerkrautsuppe mit Hackfleisch

Zutaten für 4 Personen: 125 g gemischtes Hackfleisch • Salz und Pfeffer nach Geschmack • 2 Lorbeerblätter • 4 Pfefferkörner 4 Wacholderbeeren • 40 g (2 mittelgroße) Zwiebeln • 250 g Sauerkraut • 100 g (2 mittelgroße) Kartoffeln • 1 Prise Zucker 1 Schuß Worcestersauce • 10 g fein gehackte Petersilie (2 gehäufte Eßl.)

Nährwert pro Person: Eiweiß 8 g, Fett 7 g, Kohlenhydrate 9 g, Kalorien 127, Joule 531.

Das Hackfleisch in einem Suppentopf zusammen mit den Gewürzen unter Rühren anbraten. Die Zwiebeln schälen, in feine Würfel schneiden und ebenfalls kurz mitrösten. 1½ l kaltes Wasser auffüllen. Alles zum Kochen bringen. Das Sauerkraut fein schneiden, in die siedende Suppe schütten und zugedeckt etwa 10 Minuten leise kochen lassen. Die Kartoffeln schälen und grob an die Suppe raffeln. Alles zugedeckt weitere 10 Minuten garen. Zuletzt die Petersilie zugeben. Die Suppe nicht mehr kochen lassen. Vor dem Anrichten Lorbeerblätter und Gewürzkörner entfernen.

Porreesuppe mit Rosinen

Zutaten für 4 Personen: 30 g geräucherter durchwachsener Speck • 20 g Butter (1 gestrichener Eßl.) • 45 g grobgemahlenes Weizenschrot (3 gehäufte Eßl.) • Salz, Pfeffer, Paprika-, Piment- und Knoblauchpulver und Rosmarin nach Geschmack • 30 g Rosinen (2 gehäufte Eßl.) • 250 g (4 kleine Stangen) Porree • 20 g geriebener Käse mit 40% Fett i. Tr. (4 Teel.)

Nährwert pro Person: Eiweiß 4 g, Fett 10 g, Kohlenhydrate 15 g, Kalorien 174, Joule 726.

Den Speck in Würfel schneiden und in einem Suppentopf ausbraten. Die Butter dazugeben. Das Weizenschrot in dem Fett bei mittlerer Hitze braunrösten. Die Gewürze untermischen. Die Rosinen heiß abspülen, trockentupfen und mit andünsten. 1¼ l kaltes Wasser aufgießen. Alles zugedeckt zum Kochen bringen. Die Porreestangen putzen, halbieren, gründlich abspülen und in sehr feine Streifen schneiden. Die Porreestreifchen in die kochende Suppe schütten und zugedeckt bei mittler Hitze etwa 20 Minuten leise kochen lassen. Mit Salz und Pfeffer abschmecken. Die Suppe heiß servieren und auf jeden Teller 1 Teelöffel Käse streuen.

Weißkohl-Rote-Bete-Suppe mit Rindfleischeinlage

Zutaten für 4 Personen: 2½ l Wasser • Salz 2 Lorbeerblätter • 2 Wacholderbeeren 4 Pimentkörner • 6 Pfefferkörner 350 g (1 große) Beinscheibe mit Knochen 300 g (¼ eines großen Kopfes) Weißkohl 250 g (1 große) rote Bete • 20 g (1 mittelgroße) Zwiebel • 1 Knoblauchzehe 100 g (2 mittelgroße) Kartoffeln • Pfeffer und Knoblauchpulver nach Geschmack 10 g fein gehackte Petersilie (2 gehäufte Eßl.)

Nährwert pro Person: Eiweiß 10 g, Fett 6 g, Kohlenhydrate 12 g, Kalorien 143, Joule 600.

Das Wasser mit den Gewürzen kalt aufsetzen und zum Kochen bringen. Das Fleisch kalt abspülen, ins kochende Wasser legen und zugedeckt etwa 1 Stunde bei mittlerer Hitze leise kochen lassen. Dann das gare Fleisch herausnehmen und warm stellen. Den Kohl kalt abspülen. Den Strunk und die harten Blattrippen entfernen. Die Blätter in feine Streifen schneiden. Die rote Bete schälen und ebenfalls streifig schneiden. Die Zwiebel und die Knoblauchzehe schälen und fein würfeln. Alles zusammen in die kochende Brühe schütten und zugedeckt bei mittlerer Hitze leise kochen. Die Kartoffeln schälen und nach 25 Minuten Garzeit grob zu dem anderen Gemüse raffeln. Alles zugedeckt etwa 10 Minuten weiterkochen. Die Suppe mit Salz, Pfeffer und Knoblauchpulver würzig abschmecken. Zuletzt die Petersilie untermischen und das kleingeschnittene Fleisch zugeben. Vor dem Servieren Lorbeerblätter und Gewürzkörner entfernen.

Kalte Buttermilch-Apfel-Suppe mit süßen Mandeln

Zutaten für 4 Personen: 200 g Apfelmus (4 gehäufte Eßl.) • 1 l Buttermilch 45 g süße, grobgehackte Mandeln (3 gehäufte Eßl.) • 60 g Zucker (3 Eßl.)

Nährwert pro Person: Eiweiß 12 g, Fett 9 g, Kohlenhydrate 36 g, Kalorien 262, Joule 1097.

Das Apfelmus mit der Buttermilch in einer Schüssel glattrühren. Die Mandeln dazustreuen. Zuletzt den Zucker untermischen und gut umrühren.

Holunderkaltschale mit Nußschnee

Zutaten für 4 Personen: 700 g Holundersaft (1 Flasche) • 60 g Zitronensaft (6 Eßl.) 60 g Zucker (3 Eßl.) • 4 g gemahlene weiße Gelatine (1 Teel,) oder 2 Blatt Gelatine 57 g (1 großes) Ei • 15 g Zucker (3 Teel.) 1 Prise Salz • 20 g gemahlene Haselnußkerne (2 gehäufte Eßl.)

Nährwert pro Person: Eiweiß 7 g, Fett 5 g, Kohlenhydrate 35 g, Kalorien 203, Joule 849.

Den Holundersaft zusammen mit 2 Tassen Wasser und dem Zitronensaft in eine Schüssel gießen. Den Zucker dazuschütten und mehrmals umrühren. Die Gelatine nach Vorschrift auflösen und unter den Saft mischen. Die Holunderkaltschale auf tiefe Teller verteilen. Das Ei in Eigelb und Eiweiß trennen. Das Eigelb mit dem Zucker und der Prise Salz schaumig rühren. Anschließend die Nüsse untermischen. Das Eiweiß steif schlagen und unter die Eigelbmasse heben. In einem breiten, flachen Topf Salzwasser zum Kochen bringen. Den Nußschnee mit einem Eßl. auf der kochenden Flüssigkeit verteilen und in 5–8 Minuten ohne Deckel fest werden lassen. Dann mit einem flachen Schaumlöffel vorsichtig herausheben, auf ein Brett legen und abkühlen lassen. Mit einem Messer in gleich große Stückchen schneiden und diese als Einlage in die Holundersuppe geben.

Pumpernickelsuppe mit Backpflaumen und Milch

Zutaten für 4 Personen: 150 g Backpflaumen ohne Stein (12 Stück) · 120 g Pumpernickel (3 Scheiben) · 1 gestrichener Teel. Salz 4 Nelken · 20 g Zucker (1 Eßl.) · 3/4 l Trinkmilch · 10 g Zitronensaft (1 Eßl.)

Nährwert pro Person: Eiweiß 9 g, Fett 7 g, Kohlenhydrate 52 g, Kalorien 312, Joule 1303.

Die Backpflaumen heiß abspülen und über Nacht in 1/8 l kaltem Wasser einweichen. Den Pumpernickel kleinschneiden. 1/2 l Wasser mit dem Salz, den Nelken und dem Zucker zum Kochen bringen. Die Pflaumen mit der Einweichflüssigkeit und den Pumpernickel in die kochende Flüssigkeit schütten und alles zugedeckt bei mittlerer Hitze in etwa 20 Minuten zu einem Brei kochen lassen. Anschließend die Milch zugießen, die Suppe nochmals erhitzen und mit Zitronensaft abschmecken. Vor dem Servieren die Nelken aus der Suppe entfernen. Die Pumpernickelsuppe schmeckt auch kalt.

Backpflaumensauce

Zutaten für 4 Personen: 20 g Öl (2 Eßl.) 20 g Cognac (2 Eßl.) · 90 g Pflaumenmus (3 Eßl.) · 1 Prise Zucker · 1 Prise Ingwer Salz und Pfeffer nach Geschmack 50 g Backpflaumen ohne Stein (4 Stück) 10 g Zitronensaft (1 Eßl.)

Nährwert pro Person: Eiweiß –, Fett 5 g, Kohlenhydrate 23 g, Kalorien 146, Joule 612.

Das Öl mit dem Cognac, dem Pflaumenmus, 2 Eßl. heißem Wasser und den Gewürzen in einer Schüssel glattrühren. Die Backpflaumen heiß abspülen, trockentupfen, klein würfeln und unter die Marinade mengen. Zuletzt die Sauce mit dem Zitronensaft abschmecken.

Das paßt dazu: gebratenes Kasseler (Rezept Seite 39) oder Rehsteaks mit Zwiebeln und Korinthen (Rezept Seite 44).

Meerrettich-Apfelsauce

Zutaten für 4 Personen: 150 g saure Sahne (1 Becher) · 40 g Kondensmilch (4 Eßl.) mit 7,5% Fett · 30 g geriebener Meerrettich aus dem Glas (1 1/2 Eßl.) · 10 g Zucker (2 Teel.) 10 g Zitronensaft (1 Eßl.) · Salz nach Geschmack · 50 g (1 kleiner) Apfel

Nährwert pro Person: Eiweiß 2 g, Fett 5 g, Kohlenhydrate 7 g, Kalorien 79, Joule 330.

Die Sahne mit der Kondensmilch, dem Meerrettich, dem Zucker, dem Zitronensaft und dem Salz in einer Schüssel verrühren. Den Apfel gründlich abspülen, vierteln, vom Kernhaus befreien und ungeschält grob in die Sauce raffeln. Alle Zutaten miteinander vermischen.

Das paßt dazu: gekochtes Rindfleisch (Rezept Seite 40).

Senfsauce

Zutaten für 4 Personen: 250 g Kefir (1 Becher) • 30 g scharfer Senf (3 Teel.) 10 g Zucker (2 Teel.) • Essig nach Geschmack Salz und Pfeffer nach Geschmack

Nährwert pro Person: Eiweiß 2 g, Fett 2 g, Kohlenhydrate 4 g, Kalorien 47, Joule 198.

Den Kefir mit dem Senf, dem Zucker und dem Essig in einer Schüssel glattrühren und mit Salz und Pfeffer abschmecken.

Das paßt dazu: frische Makrelen in Weißwein (Rezept Seite 37).

Paprikasauce mit grünen Pfefferkörnern

Zutaten für 4 Personen: 20 g Öl (2 Eßl.) 40 g Tomatenketchup (2 Eßl.) • Salz, Pfeffer Chili-, Paprika- und Knoblauchpulver nach Geschmack • 5 g Zucker (1 Teel.) 110 g (1 kleines Glas) eingelegter Tomatenpaprika • 60 g (1 mittelgroße) Tomate 20 g (1 mittelgroße) Zwiebel • 1 Knoblauchzehe • 10 g grüne Pfefferkörner (2 Teel.)

Nährwert pro Person: Eiweiß 1 g, Fett 5 g, Kohlenhydrate 6 g, Kalorien 75, Joule 312.

Das Öl in einer Schüssel mit dem Tomatenketchup, den Gewürzen, dem Zucker und der Paprikaflüssigkeit zu einer Marinade rühren. Die Paprikastreifen kleinschneiden. Die Tomate waschen und den Stielansatz ausstechen. Die Tomate in kleine Würfel schneiden. Die Zwiebel und die Knoblauchzehe schälen und ebenfalls klein würfeln. Alles zusammen mit den Pfefferkörnern unter die Marinade rühren.

Das paßt dazu: gebratene Hammelkoteletts (Rezept Seite 39) oder panierte Schollenfilets (Rezept Seite 37).

Kräutersauce mit gehackten Eiern

Zutaten für 4 Personen: 114 g (2 hartgekochte) Eier • 20 g Öl (2 Eßl.) • 10 g Zucker (2 Teel.) • 1 Schuß Essig • Salz und Pfeffer nach Geschmack • 175 g Joghurt (1 Becher) 5 g fein gehackte Petersilie (1 gehäufter Eßl.) 10 g fein geschnittener Schnittlauch (2 gehäufte Eßl.) • 5 g fein geschnittene Kresse (1 gehäufter Eßl.)

Nährwert pro Person: Eiweiß 6 g, Fett 10 g, Kohlenhydrate 5 g, Kalorien 133, Joule 557.

Die Eier schälen und halbieren. Das Eigelb herausheben, in einer Schüssel zerdrücken und mit dem Öl, dem Zucker, dem Essig, Salz und Pfeffer glattrühren. Das Joghurt darunterquirlen. Das Eiweiß fein hacken und mit den Kräutern zusammen unter die Sauce mischen.

Das paßt dazu: gekochtes Rindfleisch (Rezept Seite 40).

Möhrenfrischkost mit Rosinen und Mandeln

Zutaten für 4 Personen: 500 g (5 große Möhren) • 120 g Rosinen (8 gehäufte Eßl.)
30 g fein gehackte süße Mandeln (3 Eßl.)
20 g Zitronensaft (2 Eßl.) • 20 g Zucker (1 Eßl.) • 175 g Joghurt (1 Becher)
20 g flüssige Schlagsahne (2 Eßl.)
1 Prise Salz

Nährwert pro Person: Eiweiß 6 g, Fett 8 g, Kohlenhydrate 36 g, Kalorien 235, Joule 983.

Die Möhren waschen, schaben und grob in eine Schüssel raffeln. Die Rosinen heiß abspülen, auf einem Sieb abtropfen lassen und mit den Mandeln zusammen unter die Möhren mischen. Aus dem Zitronensaft, dem Zucker, dem Joghurt, der Sahne und der Prise Salz eine Sauce rühren und diese mit den Möhren, den Rosinen und den Mandeln vermengen. Die Frischkost zudecken und etwa 5 Minuten durchziehen lassen.

Rettichfrischkost mit Äpfeln und Kefir

Zutaten für 4 Personen: 500 g (4 große) Rettiche • 200 g (2 große) Äpfel
250 g Kefir (1 Becher) • Salz, Pfeffer und Knoblauchpulver nach Geschmack
10 g Zitronensaft (1 Eßl.)
5 g Zucker (1 Teel.) • 10 g fein gehackte Petersilie (2 gehäufte Eßl.)

Nährwert pro Person: Eiweiß 4 g, Fett 2 g, Kohlenhydrate 13 g, Kalorien 88, Joule 367.

Den Rettich waschen und schälen. Die Äpfel abspülen, trockenreiben, ungeschält vierteln und vom Kernhaus befreien. Rettich und Äpfel grob in eine Schüssel raffeln. Aus dem Kefir, Salz, Pfeffer, Knoblauchpulver, Zitronensaft und Zucker eine Marinade rühren. Die Marinade zu dem Rettich und den Äpfeln gießen und alles miteinander vermischen. Zuletzt die Petersilie unterheben. Die Frischkost zudecken und etwa 5 Minuten durchziehen lassen.

Das paßt dazu: frische Makrelen in Weißwein (Rezept Seite 37).

Rotkohlfrischkost mit Orangensaft und Backpflaumen

Zutaten für 4 Personen: 500 g (1/2 mittelgroßer Kopf) Rotkohl • 1/2 Teel. Salz
20 g Zucker (1 Eßl.) • 100 g frischgepreßter Orangensaft (von 1 großen Orange)
10 g Zitronensaft (1 Eßl.)
100 g Backpflaumen ohne Stein (8 Stück)

Nährwert pro Person: Eiweiß 2 g, Fett –, Kohlenhydrate 28 g, Kalorien 121, Joule 505.

Den Kohl kalt abspülen. Den holzigen Strunk entfernen. Die Kohlblätter in sehr feine Streifen schneiden und in eine Schüssel schütten. Das Salz und den Zucker überstreuen und den Kohl etwa 5 Minuten mit einem Holzlöffel stampfen, damit der Saft austritt. Den Orangen- und den Zitronensaft zugießen und alles miteinander vermengen. Die Backpflaumen heiß abspülen, trockentupfen, klein würfeln und zuletzt untermischen. Die

Frischkornbreie mit Früchten (Rezepte Seite 23 und 24) sollten jedes Frühstück ergänzen. Der pikante Thunfischsalat mit weißen Bohnen und Oliven (Rezept Seite 26) ergibt einen Imbiß „zwischendurch" oder ein kleines Abendessen. ▷

Frischkost zugedeckt etwa 10 Minuten durchziehen lassen.

Das paßt dazu: Rehsteaks mit Zwiebeln und Korinthen (Rezept Seite 44).

Champignonsalat mit Tomaten und Mayonnaise

Zutaten für 4 Personen: 40 g Mayonnaise mit 50% Fettgehalt (2 Eßl.) · 100 g Dickmilch (5 Eßl.) · 10 g Zucker (2 Teel.) · Essig, Salz, Pfeffer, Piment- und Zwiebelpulver nach Geschmack · 460 g Champignons (2 mittelgroße Dosen) · 200 g (2 große) Tomaten · 40 g (2 mittelgroße) Zwiebeln 5 g fein geschnittener Schnittlauch (1 gehäufter Eßl.) · 5 g fein gehackte Petersilie (1 gehäufter Eßl.)

Nährwert pro Person: Eiweiß 4 g, Fett 7 g, Kohlenhydrate 10 g, Kalorien 119, Joule 499.

Die Mayonnaise mit der Dickmilch, dem Zucker und den Gewürzen in einer Schüssel zu einer Sauce rühren. Die Champignons in einem kleinen Kochtopf einmal aufkochen lassen, dann auf ein Sieb schütten und kalt abschrecken. Die Champignonköpfe in Blättchen schneiden. Die Tomaten kalt waschen, vom Stielansatz befreien und in kleine Stücke schneiden. Die Zwiebeln schälen und fein würfeln. Champignonblätter, Tomatenstücke und Zwiebelwürfel in die Sauce schütten und alles miteinander vermischen. Zuletzt den Schnittlauch und die Petersilie unterheben. Den Salat zugedeckt etwa 10 Minuten durchziehen lassen.

Das paßt dazu: Putenschnitzel mit Kokosflocken paniert (Rezept Seite 43).

Sauerkrautsalat mit Äpfeln, Orangensaft und Nüssen

Zutaten für 4 Personen: 200 g Sauerkraut 450 g (4 große) Äpfel · 200 g frisch gepreßter Orangensaft (von 2 großen Orangen) 1 Prise Salz · 20 g (10 halbe) grobgehackte Walnußkerne

Nährwert pro Person: Eiweiß 3 g, Fett 3 g, Kohlenhydrate 21 g, Kalorien 128, Joule 536.

Das Sauerkraut kleinschneiden und in eine Schüssel schütten. Die Äpfel kalt waschen, trockenreiben, ungeschält vierteln, vom Kernhaus befreien und grob ans Sauerkraut raffeln. Den Orangensaft zugießen und das Salz darüberstreuen. Zuletzt die Nüsse untermischen und alles gut miteinander vermengen. Den Salat zugedeckt etwa 10 Minuten durchziehen lassen.

Erbsen-Sellerie-Apfel-Salat

Zutaten für 4 Personen: 280 g feine Erbsen (1 kleine Dose) · 195 g Selleriesalat (1 mittelgroßes Glas) · 180 g (1 großer) Apfel 30 g Öl (3 Eßl.) · Salz und Pfeffer nach Geschmack · 1 Prise Zucker · 1 Prise Knoblauchpulver · 1 Schuß Worcestersauce 10 g fein gehackte Petersilie (2 gehäufte Eßl.)

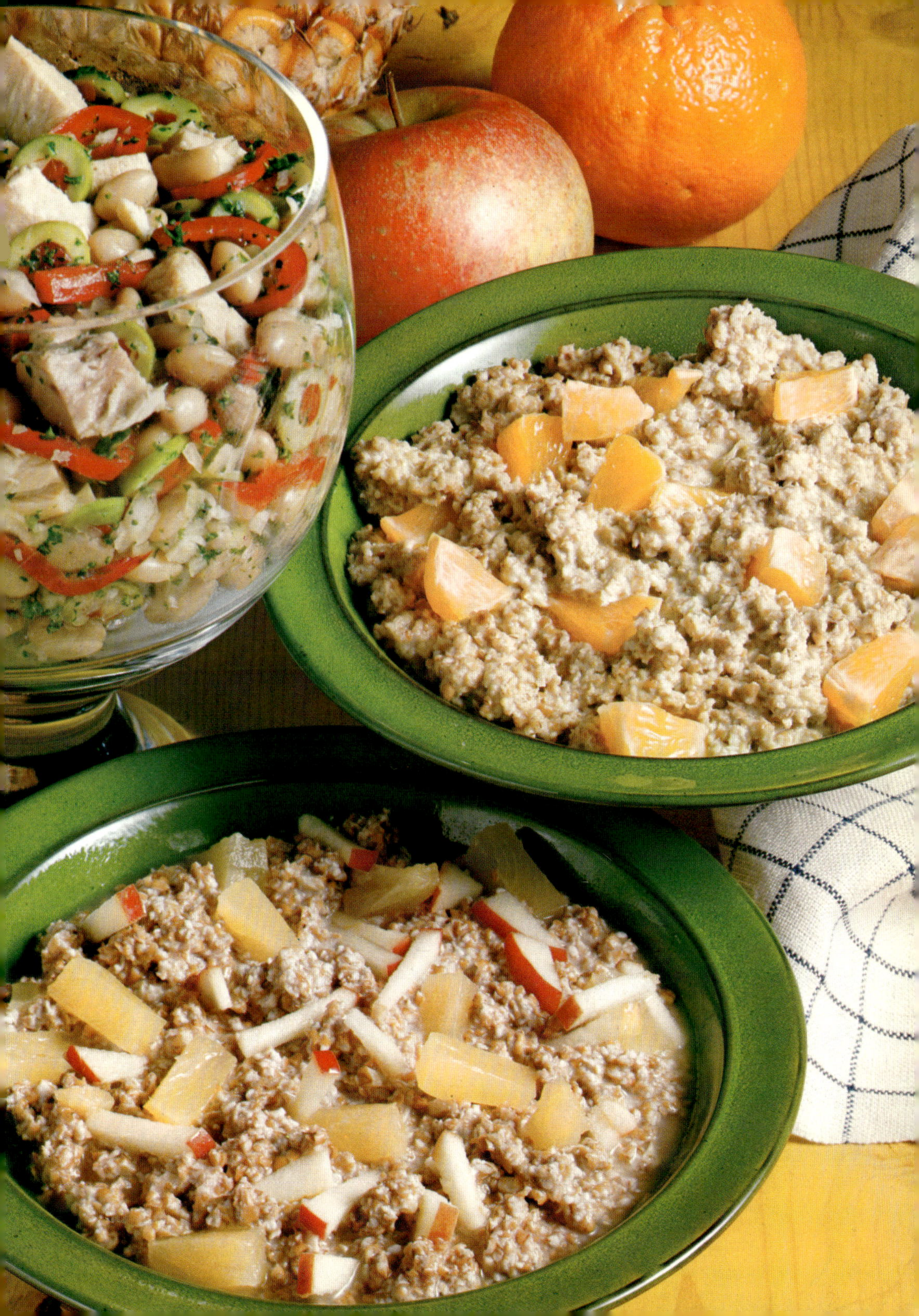

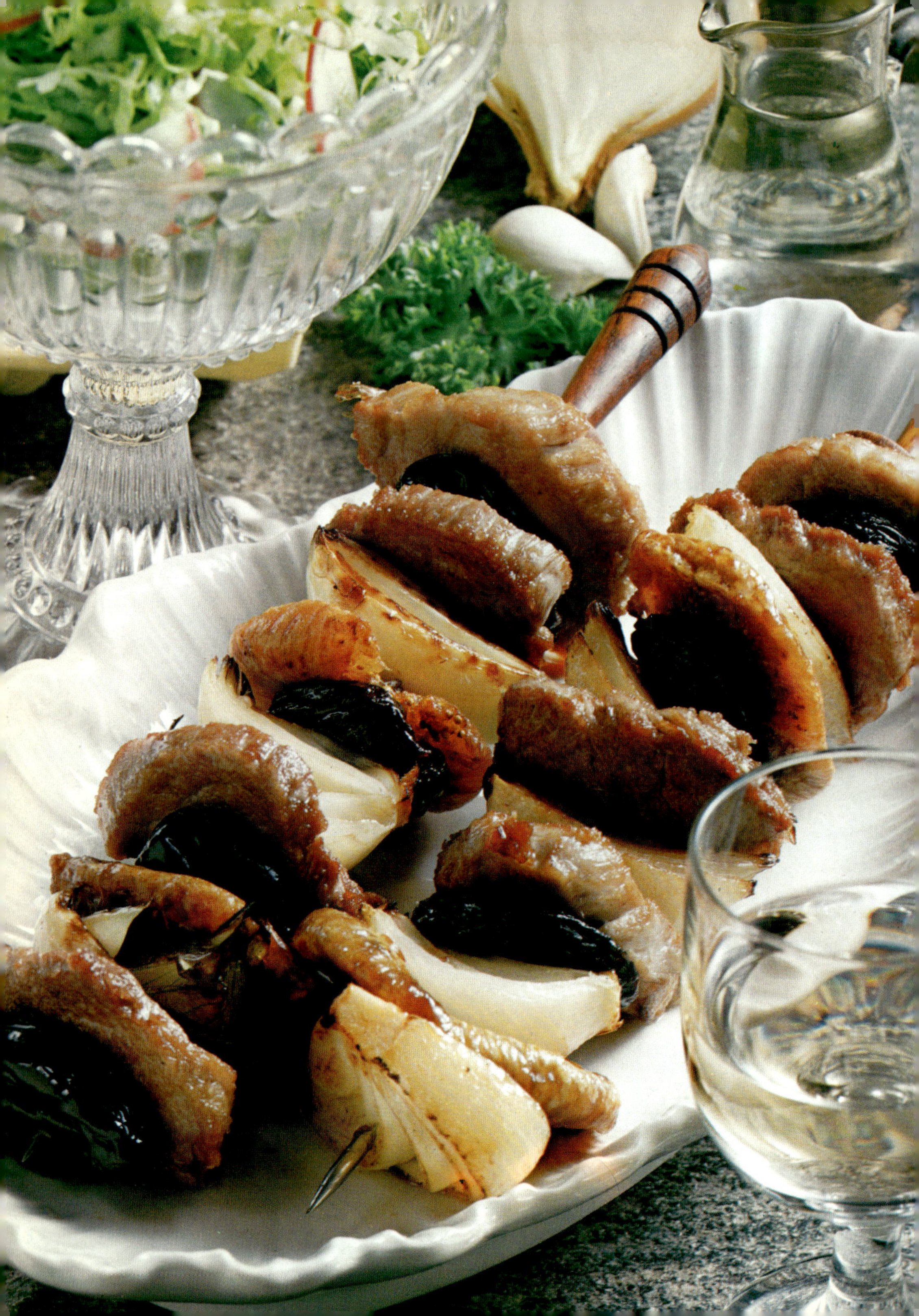

◁ *Eine aparte Zusammenstellung: Fleischspießchen mit Backpflaumen und Feigen (Rezept Seite 40).*

Nährwert pro Person: Eiweiß 4 g, Fett 8 g, Kohlenhydrate 16 g, Kalorien 153, Joule 639.

Die Erbsen mit der Flüssigkeit in einem kleinen Topf einmal aufkochen lassen, dann auf ein Sieb schütten und abtropfen lassen. Den Selleriesalat in eine Schüssel geben und die Erbsen daruntermischen. Den Apfel kalt abspülen, trockenreiben, ungeschält vierteln, vom Kernhaus befreien, in feine Blättchen schneiden und zu den Erbsen schütten. Aus dem Öl und den Gewürzen eine Marinade bereiten und diese gut mit den anderen Zutaten vermischen. Zuletzt die Petersilie unterziehen. Den Salat zugedeckt etwa 10 Minuten durchziehen lassen.

Das paßt dazu: panierte Schollenfilets (Rezept Seite 37).

Pikanter Weißkohlsalat

Zutaten für 4 Personen: 600 g (1/2 großer Kopf) Weißkohl · Salz · 1 Lorbeerblatt
4 Pfefferkörner · 4 Pimentkörner
Essig nach Geschmack · 30 g Öl (3 Eßl.)
10 g Zucker (2 Teel.) · Pfeffer und Knoblauchpulver nach Geschmack
40 g (2 mittelgroße) Zwiebeln · 10 g fein gehackte Petersilie (2 gehäufte Eßl.)

Nährwert pro Person: Eiweiß 2 g, Fett 8 g, Kohlenhydrate 8 g, Kalorien 113, Joule 474.

Den Kohl putzen und kalt abspülen. Den holzigen Strunk entfernen. Die Kohlblätter in feine Streifen schneiden. 1/4 l Wasser mit Salz und den Gewürzen zum Kochen bringen und den Kohl darin zugedeckt 3–5 Minuten leise kochen. Aus dem Essig, dem Öl, dem Zucker, Salz, Pfeffer und dem Knoblauchpulver eine Marinade bereiten. Die Zwiebeln schälen, fein würfeln und in die Marinade rühren. Den Kohl samt der Kochflüssigkeit mit der Marinade vermischen. Zuletzt die Petersilie unterziehen. Vor dem Servieren das Lorbeerblatt und die Gewürzkörner entfernen. Der Weißkohlsalat kann warm oder kalt gegessen werden.

Das paßt dazu: Currybratwurst mit Tomatenketchup (Rezept Seite 42).

Steckrübensalat mit Feigen und Joghurt

Zutaten für 4 Personen: 300 g (1 mittelgroße) Steckrübe · 200 g (1 große) Staude Chicorée
175 g Joghurt (1 Becher) · 100 g frischgepreßter Orangensaft (von 1 großen Orange)
10 g Zitronensaft (1 Eßl.)
10 g Zucker (2 Teel.) · 1 Prise Salz
80 g (2 große) Feigen

Nährwert pro Person: Eiweiß 5 g, Fett 2 g, Kohlenhydrate 26 g, Kalorien 135, Joule 566.

Die Steckrübe waschen, schälen und grob in eine Schüssel raffeln. Den Chicorée putzen, dabei den bitteren Keil am unteren Ende herausschneiden, kalt abspülen und in schmale Streifen schneiden. Aus dem Joghurt, dem Orangensaft, dem Zitronensaft, dem Zucker und der Prise Salz eine Sauce bereiten und diese mit den Salatzutaten vermischen. Die Feigen abspülen, vom Stielansatz befreien, klein würfeln und unterheben. Den Salat zugedeckt etwa 10 Minuten durchziehen lassen.

Das paßt dazu: gekochtes Rindfleisch (Rezept Seite 40).

Kopfsalat mit saurer Sahne

Zutaten für 4 Personen: 320 g (1 großer) Kopfsalat • 150 g saure Sahne (1 Becher) 20 g Zitronensaft (2 Eßl.) • 20 g Zucker (1 Eßl.)

Nährwert pro Person: Eiweiß 2 g, Fett 4 g, Kohlenhydrate 8 g, Kalorien 77, Joule 321.

Den Salat putzen, kalt abspülen, zerpflücken und abtropfen lassen. Aus der Sahne, dem Zitronensaft und dem Zucker eine Sauce bereiten. Kurz vor dem Anrichten den Salat mit der Sauce vermischen.

Das paßt dazu: Fleischspießchen mit Backpflaumen und Feigen (Rezept Seite 40) oder gefüllte Schweinerippchen mit Backpflaumensauce (Rezept Seite 40).

Frische Gurkenwürfel mit Tomaten und Dillsauce

Zutaten für 4 Personen: 400 g (1 mittelgroße) Gurke • 400 g (4 große) Tomaten 150 g saure Sahne (1 Becher) • Essig, Salz, Pfeffer und Knoblauchpulver nach Geschmack • 10 g Zucker (2 Teel.) • 15 g fein geschnittener Dill (3 gehäufte Eßl.)

Nährwert pro Person: Eiweiß 2 g, Fett 4 g, Kohlenhydrate 8 g, Kalorien 83, Joule 345.

Die Gurke abspülen, trockenreiben und ungeschält in kleine Würfel schneiden. Die Tomaten vom Stielansatz befreien und klein würfeln. Aus der Sahne, dem Essig, Salz, Pfeffer, Knoblauchpulver, dem Zucker und dem Dill eine süßsaure Sauce bereiten und diese mit den Gurken- und Tomatenwürfelchen vermischen.

Das paßt dazu: Currybratwurst mit Tomatenketchup (Rezept Seite 42).

Endiviensalat mit Radieschen und Kräutersauce

Zutaten für 4 Personen: 320 g Endiviensalat (1 großer Kopf) • 30 g Öl (3 Eßl.) • Essig, Salz, Pfeffer, Zwiebel- und Knoblauchpulver nach Geschmack • 1 Prise Zucker 40 g Radieschen (8 Stück) 15 g fein gehackte gemischte Kräuter (3 gehäufte Eßl. Petersilie, Dill, Schnittlauch, Kresse und Zitronenmelisse)

Nährwert pro Person: Eiweiß 1 g, Fett 8 g, Kohlenhydrate 2 g, Kalorien 84, Joule 349.

Den Salat waschen und in feine Streifen schneiden. Aus dem Öl, Essig, den Gewürzen und einigen Eßl. Wasser eine Marinade bereiten. Die Radieschen in feine Blättchen schneiden. Radieschen und Kräuter in die Marinade schütten und die Endivienstreifen unterheben.

Das paßt dazu: Fischgulasch mit Backpflaumen und Kürbis (Rezept Seite 37) oder Paprika-Bratklopse (Rezept Seite 41).

Fischgerichte

Fischgulasch mit Backpflaumen und Kürbis

Zutaten für 4 Personen: 600 g Rotbarschfilet Zitronensaft · Salz · 40 g durchwachsener geräucherter Speck · 20 g Öl (2 Eßl.) 100 g Backpflaumen ohne Stein (8 Stück) 1 Lorbeerblatt · 2 Nelken · 4 Pimentkörner 4 Pfefferkörner · Pfeffer und Ingwerpulver nach Geschmack · 1 Prise Zucker 220 g eingelegte Kürbiswürfel (1 mittelgroßes Glas)

Nährwert pro Person: Eiweiß 30 g, Fett 16 g, Kohlenhydrate 18 g, Kalorien 350, Joule 1467.

Den Fisch kalt abspülen, trockentupfen, mit Zitronensaft beträufeln und in 16 gleich große Würfel schneiden. Die Fischwürfel kurz vor dem Anbraten mit Salz bestreuen. Den Speck in dünne Scheiben schneiden und in einem großen, flachen Topf ausbraten. Das Öl zugießen und erhitzen. Die Backpflaumen heiß abspülen, trockentupfen und mit den Gewürzen etwa 5 Minuten im Fett anbraten. Anschließend die Fischwürfel ins Fett geben und unter Wenden etwa 3 Minuten anbraten. Alles zugedeckt bei milder Hitze etwa 15 Minuten schmoren lassen. Zuletzt den Kürbis mit der Flüssigkeit vorsichtig untermischen und heiß werden lassen. Vor dem Anrichten das Lorbeerblatt, die Nelken und die Gewürzkörner entfernen.

Abwandlung für die übrige Familie: Den Fischsud mit 1 Teel. Mehl binden.

Das paßt dazu: Endiviensalat mit Radieschen und Kräutersauce (Rezept Seite 36) und Salzkartoffeln. Als Nachspeise Himbeersahnequark (Rezept Seite 58).

Frische Makrelen in Weißwein

Zutaten für 4 Personen: 1 kg (2 große) Makrelen · 1/4 l Weißwein · Zitronensaft und Salz nach Geschmack · 1 Stück Zitronenschale (chemisch nicht behandelt) 1 Lorbeerblatt · 3 Pfefferkörner · 3 Pimentkörner · 10 g (1 kleine) Zwiebel

Nährwert pro Person: Eiweiß 29 g, Fett 18 g, Kohlenhydrate –, Kalorien 290, Joule 1212.

Die Makrelen säubern und kalt abspülen. In einem großen, flachen Topf einen kräftigen Sud aus dem Weißwein, dem Zitronensaft, Salz, Gewürzen und der kleingeschnittenen Zwiebel bereiten. Alles zum Kochen bringen. Die Makrelen in den Sud legen und zugedeckt etwa 15 Minuten bei milder Hitze gar ziehen lassen. Die garen Makrelen vorsichtig herausheben, auf ein großes Brett legen und den Kopf, die Haut und die Gräten entfernen. Auf vorgewärmter Platte anrichten.

Das paßt dazu: Senfsauce (Rezept Seite 30), Rettichfrischkost mit Äpfeln und Kefir (Rezept Seite 31) und Kräuterkartoffeln (Rezept Seite 47). Als Nachspeise Kirschkompott (Rezept Seite 57).

Panierte Schollenfilets

Zutaten für 4 Personen: 500 g tiefgekühlte Schollenfilets · Zitronensaft · Salz 57 g (1 mittelgroßes) Ei · 40 g Semmelbrösel (4 Eßl.) · 40 g Öl (4 Eßl.)

Nährwert pro Person: Eiweiß 25 g, Fett 13 g, Kohlenhydrate 7 g, Kalorien 253, Joule 1058.

Die Fischfilets soweit antauen lassen, daß sie sich voneinander lösen. Dann trockentupfen, von beiden Seiten mit Zitronensaft beträufeln und mit Salz bestreuen. Das Ei mit 1 Prise Salz verquirlen, die Fischfilets erst darin und anschließend in den Semmelbröseln wenden. Das Öl in einer großen Pfanne erhitzen, die Fischfilets einlegen und von beiden Seiten bei mittlerer Hitze in etwa 10 Minuten goldbraun braten.

Das paßt dazu: Paprikasauce (Rezept Seite 30), Erbsen-Sellerie-Apfel-Salat (Rezept Seite 32) und Salzkartoffeln. Als Nachspeise Mokkacreme (Rezept Seite 59).

Matjesheringe mit Kefir, Äpfeln und Zwiebeln

Zutaten für 4 Personen: 600 g (8 mittelgroße) Matjesfilets · 500 g Kefir (2 Becher) Essig, Salz, Pfeffer und Knoblauchpulver nach Geschmack · 10 g Zucker (2 Teel.) 140 g (2 große) Zwiebeln · 300 g (2 große) Äpfel

Nährwert pro Person: Eiweiß 30 g, Fett 33 g, Kohlenhydrate 18 g, Kalorien 520, Joule 2174.

Die Matjesfilets wenn nötig ein paar Stunden wässern. Aus dem Kefir, Essig, Salz, Pfeffer, Knoblauchpulver und Zucker eine pikante Sauce rühren. Die Zwiebeln schälen und in dünne Ringe schneiden. Die Äpfel waschen, trockenreiben, ungeschält achteln, vom Kernhaus befreien und in feine Blättchen schneiden. Zwiebelringe und Apfelblättchen unter die Sauce mischen. Die Matjesfilets aus dem Wasser nehmen und in die Sauce legen. Zugedeckt etwa 2 Stunden kühl stellen.

Das paßt dazu: Chinakohl (Rezept Seite 45) und Pellkartoffeln. Als Nachspeise Obstsalat (Rezept Seite 57).

Fischrouladen mit Pflaumenmus- und Speckfüllung

Zutaten für 4 Personen: 800 g Rotbarschfilet (4 Stück zu je 200 g) · Zitronensaft Salz · 100 g Pflaumenmus (4 gehäufte Teel.) 20 g (4 dünne Scheiben) durchwachsener Speck · 20 g (1 kleine) Gewürzgurke 80 g (4 mittelgroße) Zwiebeln Pfeffer nach Geschmack · 5 g Öl (1 Teel.) 40 g Joghurt (2 Eßl.) · 1 Prise Zucker

Nährwert pro Person: Eiweiß 39 g, Fett 11 g, Kohlenhydrate 19 g, Kalorien 349, Joule 1459.

Die Fischfilets kalt abspülen, trockentupfen, mit Zitronensaft beträufeln, mit Salz bestreuen und mit dem Pflaumenmus bestreichen. Den Speck und die Gurke in feine Streifen schneiden, die Zwiebeln schälen und fein würfeln. Die Fischfilets damit belegen, mit Pfeffer und Salz würzen, aufrollen und mit Rouladennadeln zustecken. Eine feuerfeste Form einölen, die Fischrouladen einlegen, mit 2 Eßl. Wasser begießen und zugedeckt etwa 15 Minuten bei milder Hitze ziehen lassen. Die garen Rouladen vom Herd nehmen, den Joghurt unterrühren und mit Zitronensaft und Zucker abschmecken.

Das paßt dazu: Salzkartoffeln. Als Nachspeise Ananas mit Schlagsahne (Rezept Seite 58).

Gebratenes Kasseler

Zutaten für 4 Personen: 600 g Kasseler (vom Kotelett oder Kamm) · 20 g Öl (2 Eßl.) 1 Lorbeerblatt · 3 Wacholderbeeren 3 Pfefferkörner · 10 g (1 kleine) Zwiebel

Nährwert pro Person: Eiweiß 23 g, Fett 38 g, Kohlenhydrate –, Kalorien 456, Joule 1910.

Das Fleisch kalt abspülen und trockentupfen. Das Öl in einem Bratentopf erhitzen und das Fleisch darin von allen Seiten braun braten. Die Gewürze und die geschälte, kleingeschnittene Zwiebel zugeben, 1 Tasse heißes Wasser angießen und das Kasseler zugedeckt etwa 25 Minuten bei mittlerer Hitze garen. Nach Bedarf heißes Wasser nachfüllen. Das gare Fleisch vom Knochen lösen, in Scheiben schneiden und auf einer vorgewärmten Platte anrichten.

Das paßt dazu: Backpflaumensauce (Rezept Seite 29), dicke Bohnen (Rezept Seite 45) und Salzkartoffeln. Als Nachspeise Orangenkefir (Rezept Seite 58).

Gebratene Hammelkoteletts

Zutaten für 4 Personen: 640 g Hammelkoteletts (8 Stück zu je 80 g) · Salz, Pfeffer und Knoblauchpulver nach Geschmack 30 g Öl (3 Eßl.)

Nährwert pro Person: Eiweiß 19 g, Fett 48 g, Kohlenhydrate –, Kalorien 532, Joule 2227.

Die Koteletts kalt abspülen, trockentupfen und mit Salz, Pfeffer und Knoblauchpulver einreiben. Das Öl in einer Pfanne erhitzen und die Koteletts darin auf jeder Seite etwa 5 Minuten braten, bis sie goldbraun sind.

Das paßt dazu: Paprikasauce (Rezept Seite 30), Kräuterreis und Rosenkohl (Rezept Seite 45). Als Nachspeise Backobst (Rezept Seite 57).

Schweineschnitzel mit Rosinenfüllung

Zutaten für 4 Personen: 600 g Schweineschnitzel (4 Stück à 150 g) · Salz und Pfeffer nach Geschmack · 30 g Rosinen (2 gehäufte Eßl.) · 20 g geriebener Käse mit 40% Fett i. Tr. (4 Teel.) · Ingwer- und Chilipulver nach Geschmack · 57 g (1 mittelgroßes) Ei 20 g Semmelbrösel (2 Eßl.) · 30 g Öl (3 Eßl.)

Nährwert pro Person: Eiweiß 35 g, Fett 22 g, Kohlenhydrate 9 g, Kalorien 397, Joule 1664.

Die Schnitzel kalt abspülen, trockentupfen und auf beiden Seiten mit Salz und Pfeffer würzen. Die Rosinen heiß abspülen und trockentupfen. Den Käse, Ingwer- und Chilipulver und die Rosinen miteinander vermischen. Das Gemisch auf die Schnitzel verteilen. Die Schnitzel zuklappen und rundum mit Rouladennadeln zustecken. Das Ei mit 1 Prise Salz verquirlen, die Schnitzel erst darin und anschließend in den Semmelbröseln wenden. Das Öl in einer Pfanne erhitzen und die Schnitzel darin auf jeder Seite etwa 10 Minuten bei mittlerer Hitze braten, bis sie goldbraun sind.

Das paßt dazu: Rotkohl mit Apfelmus (Rezept Seite 46) und Kartoffelklöße. Als Nachspeise Buttermilchgelee mit Aprikosen und Nüssen (Rezept Seite 59).

Gekochtes Rindfleisch

Zutaten für 4 Personen: 750 g Rindfleisch von der Brust • 1½ l Wasser • Salz 2 Lorbeerblätter • 2 Pfefferkörner 4 Pimentkörner • 40 g (1 große) Zwiebel

Nährwert pro Person: Eiweiß 24 g, Fett 32 g, Kohlenhydrate –, Kalorien 405, Joule 1695.

Das Rindfleisch kalt abspülen. Das Salzwasser mit den Gewürzen und der geschälten, kleingeschnittenen Zwiebel kalt aufsetzen und zum Kochen bringen. Das Fleisch ins kochende Wasser legen und zugedeckt etwa 1½ Stunden leise kochen lassen. Das gare Fleisch abtropfen lassen, in Scheiben schneiden und auf einer vorgewärmten Platte anrichten.

Das paßt dazu: Meerrettich-Apfelsauce (Rezept Seite 29), Steckrübensalat mit Feigen und Joghurt (Rezept Seite 35) oder Grünkohl und Pellkartoffeln. Als Nachspeise Kirschkompott (Rezept Seite 57).

Fleischspießchen mit Backpflaumen und Feigen

Bild Seite 34

Zutaten für 4 Personen: 300 g Schweinefilet Salz und Pfeffer nach Geschmack 100 g Backpflaumen ohne Stein (8 Stück) 60 g (4 mittelgroße) Feigen • 80 g (4 mittelgroße) Zwiebeln • 30 g Öl (3 Eßl.)

Nährwert pro Person: Eiweiß 15 g, Fett 15 g, Kohlenhydrate 26 g, Kalorien 313, Joule 1308.

Das Fleisch kalt abspülen, trockentupfen, in 12 große Würfel schneiden und mit Salz und Pfeffer würzen. Die Backpflaumen und die Feigen heiß abspülen und trockentupfen. Die Feigen vom Stielansatz befreien und halbieren. Die Zwiebeln schälen und vierteln. Alle Zutaten in bunter Reihenfolge auf 4 Spießchen aufstecken. Das Öl in einem großen, flachen Bratentopf erhitzen und die Spießchen darin etwa 5 Minuten von allen Seiten anbraten. 1 Tasse heißes Wasser angießen und die Spießchen zugedeckt etwa 15 Minuten schmoren lassen. Nach Bedarf etwas Flüssigkeit nachgießen.

Das paßt dazu: Kopfsalat mit saurer Sahne (Rezept Seite 36) und körnig gekochter Naturreis. Als Nachspeise Himbeersahnequark (Rezept Seite 58).

Gefüllte Schweinerippchen mit Backpflaumensauce

Zutaten für 4 Personen: 750 g dünne Schweinerippchen (vom Bauch oder von der Brust) Pfeffer, Salz und Thymian nach Geschmack 250 g Backpflaumen ohne Stein 20 g Öl (2 Eßl.) • 1 Lorbeerblatt 3 Wachholderbeeren • 10 g Zitronensaft (1 Eßl.) • 1 Prise Zucker

Nährwert pro Person: Eiweiß 22 g, Fett 58 g, Kohlenhydrate 37 g, Kalorien 795, Joule 3328.

Die Knochen mit einem spitzen, scharfen Messer herauslösen. Das Fleisch von beiden Seiten mit Pfeffer und Salz und die Innenseite zusätzlich mit Thymian einreiben. Auf die Innenseite 2 Reihen Backpflaumen nebeneinander legen. 8 Backpflaumen für die Sauce zurückbehalten. Das gefüllte Schweinefleisch zu einer Rolle wickeln und sorgfältig mit Rouladennadeln zustecken. Das Öl in einem Bratentopf erhitzen und die Rolle darin von allen Seiten kräftig anbraten. Die Gewürze zugeben und 1 Tasse heißes Wasser angießen. Das Fleisch zugedeckt etwa 60 Minuten schmoren lassen. Wenn nötig, etwas heißes Wasser nachgießen. Die restlichen Backpflaumen fein würfeln, in die Bratenflüssigkeit geben und weitere 30 Minuten mitgaren, dann das Fleisch herausnehmen und warm stellen. Die Backpflaumensauce mit Zitronensaft, Salz, Pfeffer und 1 Prise Zucker abschmecken. Vor dem Servieren das Lorbeerblatt und die Gewürzkörner aus der Sauce entfernen. Das Fleisch in Scheiben schneiden und auf einer gewärmten Platte anrichten.

Abwandlung für die übrige Familie: Die Sauce zusätzlich mit 1 Teel. Mehl binden.

Das paßt dazu: Kopfsalat mit saurer Sahne (Rezept Seite 36) und Kartoffelklöße. Als Nachspeise Kirschkompott (Rezept Seite 57).

Süßsaures Zwiebelhackfleisch

Zutaten für 4 Personen: 500 g Hackfleisch 57 g (1 mittelgroßes) Ei • 20 g Semmelbrösel (2 Eßl.) • Salz, Pfeffer, Knoblauchpulver und Majoran nach Geschmack • 1 kleine Knoblauchzehe • 10 g Öl (1 Eßl.) • 60 g Korinthen (4 gehäufte Eßl.) • 800 g (2 sehr große) Gemüsezwiebeln • 10 g Zucker (2 Teel.) Essig nach Geschmack • 10 g fein gehackte Petersilie (2 gehäufte Eßl.)

Nährwert pro Person: Eiweiß 27 g, Fett 30 g, Kohlenhydrate 34 g, Kalorien 534, Joule 2234.

Aus dem Hackfleisch, dem Ei, den Semmelbröseln, Salz, Gewürzen und der fein gehackten Knoblauchzehe einen Teig bereiten. Das Öl in einem flachen, großen Topf erhitzen und den Fleischteig darin unter Umrühren etwa 5 Minuten anbraten. Die Korinthen heiß abspülen, trockentupfen und ans Hackfleisch geben. 1 Tasse heißes Wasser angießen. Die Zwiebeln schälen, in große Würfel schneiden und ebenfalls zugeben. Alles zugedeckt etwa 20 Minuten bei mittlerer Hitze schmoren. Das gare Gericht mit Zucker, Essig, Salz und Pfeffer süßsauer abschmecken. Zuletzt die Petersilie unterziehen.

Abwandlung für die übrige Familie: Zusätzlich die Schmorflüssigkeit mit 1 Teel. Mehl binden.

Das paßt dazu: Salzkartoffeln. Als Nachspeise Buttermilchgelee mit Aprikosen und Nüssen (Rezept Seite 59).

Paprika-Bratklopse

Zutaten für 4 Personen: 400 g Hackfleisch 57 g (1 mittelgroßes) Ei • 20 g Semmelbrösel (2 Eßl.) • Salz, Pfeffer, Paprika-, Knoblauch- und Chilipulver nach Geschmack

300 g (2 große) Paprikaschoten
40 g (2 mittelgroße) Zwiebeln
30 g Öl (3 Eßl.)

Nährwert pro Person: Eiweiß 21 g, Fett 30 g, Kohlenhydrate 8 g, Kalorien 398, Joule 1665.

Aus dem Hackfleisch, dem Ei, den Semmelbröseln, Salz und Gewürzen einen Fleischteig bereiten. Die Paprikaschoten halbieren, vom Stielansatz und den Kernen befreien, kalt abspülen, abtropfen lassen und sehr klein würfeln. Die Zwiebeln schälen und ebenfalls fein würfeln. Paprika- und Zwiebelwürfel mit dem Teig verkneten. Aus der Masse 8 kleine, flache Klopse formen. Das Öl in einer großen Pfanne erhitzen und die Klopse darin von jeder Seite etwa 5 Minuten braten, bis sie goldbraun sind. Vor dem Anrichten die Klopse oben mit Paprikapulver bestreuen.

Das paßt dazu: Endiviensalat mit Radieschen und Kräutersauce (Rezept Seite 36) und Kartoffelsalat (Rezept Seite 48). Als Nachspeise Grapefruitscheiben mit Korinthen (Rezept Seite 59).

Currybratwurst mit Tomatenketchup

Zutaten für 4 Personen: 400 g Bratwürste (4 Stück) · 10 g Öl (1 Eßl.) · Currypulver nach Geschmack · 80 g Tomatenketchup (4 Eßl.)

Nährwert pro Person: Eiweiß 14 g, Fett 35 g, Kohlenhydrate 5 g, Kalorien 409, Joule 1710.

Die Bratwürste heiß überbrühen und trokkentupfen. Das Öl in einer Pfanne erhitzen und die Bratwürste von jeder Seite etwa 5 Minuten braten, bis sie goldbraun sind. Die Bratwürste auf einer vorgewärmten Platte anrichten, mit Currypulver bestreuen und mit Tomatenketchup beträufeln.

Das paßt dazu: pikanter Weißkohlsalat (Rezept Seite 35) oder frische Gurkenwürfel mit Tomaten und Dillsauce (Rezept Seite 36) und Kräuterkartoffeln (Rezept Seite 47). Als Nachspeise Backobst (Rezept Seite 57).

Geflügel- und Wildgerichte

Putenschnitzel mit Kokosflocken paniert

Zutaten für 4 Personen: 600 g Putenschnitzel (4 Stück) • Salz und Pfeffer nach Geschmack 57 g (1 mittelgroßes) Ei • 40 g Kokosflocken (4 gehäufte Eßl.) • 40 g Öl (4 Eßl.)

Nährwert pro Person: Eiweiß 25 g, Fett 32 g, Kohlenhydrate 1 g, Kalorien 406, Joule 1698.

Die Schnitzel kalt abspülen, trockentupfen und auf beiden Seiten mit Salz und Pfeffer bestreuen. Das Ei verquirlen. Die Schnitzel erst im Ei, dann in den Kokosflocken wenden. Das Öl in einer Pfanne erhitzen und die Schnitzel darin auf jeder Seite etwa 5 Minuten braten. Sie müssen goldbraun sein.

Das paßt dazu: Kräutersauce mit gehackten Eiern (Rezept Seite 30), Rosenkohl (Rezept Seite 45) und Salzkartoffeln oder Erbsen-Karotten-Gemüse (Rezept Seite 47). Als Nachspeise Obstsalat (Rezept Seite 57).

Hühnerfrikassee mit Champignons und Spargel

Zutaten für 4 Personen: 1 Suppenhuhn von 1450 g aus der Dose • 230 g Champignons (1 mittelgroße Dose) • 280 g Spargelabschnitte (1 mittelgroße Dose) • 40 g saure Sahne (2 Eßl.) • Salz und Pfeffer nach Geschmack • 20 g Zitronensaft (2 Eßl.) • 10 g Zucker (2 Teel.) • 10 g fein gehackte Petersilie (2 gehäufte Eßl.)

Nährwert pro Person: Eiweiß 41 g, Fett 8 g, Kohlenhydrate 7 g, Kalorien 268, Joule 1120.

Das Huhn aus der Dose nehmen, das Fleisch von den Knochen lösen und in kleine Würfel schneiden. Die Hühnerbrühe in einen großen Topf gießen und zum Kochen bringen. Die Fleischwürfel in die Brühe geben, zudecken und etwa 15 Minuten leise kochen lassen. Die Champignons auf ein Sieb schütten, abtropfen lassen und in Blättchen schneiden. Den Spargel ebenfalls zum Abtropfen auf ein Sieb schütten und zusammen mit den Champignons ans Fleisch geben. Einmal aufkochen lassen. Den Topf vom Herd nehmen. Das Frikassee mit der Sahne legieren und mit Salz, Pfeffer, Zitronensaft und Zucker abschmecken. Zuletzt die Petersilie unterziehen.

Abwandlung für die übrige Familie: Zusätzlich die Flüssigkeit mit 1 Eßl. Mehl binden.

Das paßt dazu: Tomatenreis (Rezept Seite 49). Als Nachspeise Apfelmus mit Sahne und Kokosraspeln (Rezept Seite 57).

Ente mit einer Füllung aus Curry-Äpfeln und Feigen

Bild Seite 52

Zutaten für 4 Personen: 1 junge Ente von 1800 g • Salz und Pfeffer nach Geschmack 400 g (2 große) Äpfel • 150 g Feigen (6 Stück) • Currypulver nach Geschmack 20 g Öl (2 Eßl.)

Nährwert pro Person: Eiweiß 24 g, Fett 26 g, Kohlenhydrate 35 g, Kalorien 488, Joule 2043.

Die Ente kalt abspülen und trockentupfen. Mit Salz und Pfeffer innen und außen einreiben. Die Äpfel und Feigen gründlich waschen. Die Äpfel trockenreiben, ungeschält achteln und vom Kernhaus befreien. Den Stielansatz der Feigen abschneiden und die Feigen grob würfeln. Apfelspalten und Feigenwürfel mit Currypulver, Salz und Pfeffer würzen und die Ente damit füllen. Den Backofen vorheizen. Das Öl in der Bratenpfanne erhitzen, die Ente hineinlegen und bei starker Hitze etwa 30 Minuten braten. Dann 1 Tasse heißes Wasser angießen. Die Ente weitere 60 Minuten braten, dabei gelegentlich mit der Bratflüssigkeit begießen. Wenn nötig, noch heißes Wasser angießen.

Abwandlung für die übrige Familie: Die Sauce zusätzlich mit 1 Eßl. Mehl binden.

Das paßt dazu: Rotkohl mit Apfelmus (Rezept Seite 46) und Salzkartoffeln. Als Nachspeise Himbeersahnequark (Rezept Seite 58).

Rehsteaks mit Zwiebeln und Korinthen

Zutaten für 4 Personen: 600 g Rehsteaks (4 Stück) · 10 g Zitronensaft (1 Eßl.) · Salz und Pfeffer nach Geschmack · 4 grob gestoßene Wacholderbeeren · 40 g Öl (4 Eßl.) 80 g (4 mittelgroße) Zwiebeln · 30 g Korinthen (2 gehäufte Eßl.)

Nährwert pro Person: Eiweiß 25 g, Fett 15 g, Kohlenhydrate 7 g, Kalorien 262, Joule 1094.

Die Steaks abspülen, trockentupfen, von beiden Seiten mit Zitronensaft beträufeln und mit Salz, Pfeffer und den gestoßenen Wacholderbeeren bestreuen. Das Öl in einer Pfanne erhitzen und die Steaks darin auf jeder Seite etwa 5 Minuten braten. Die Zwiebeln schälen und klein würfeln. Die Korinthen heiß abspülen und trockentupfen. Die Steaks aus der Pfanne nehmen und warm stellen. Im heißen Fett die Zwiebeln und die Korinthen etwa 5 Minuten rösten. Mit Salz und Pfeffer würzen. Die Steaks auf einer vorgewärmten Platte anrichten und die Zwiebeln und Korinthen darüber verteilen.

Das paßt dazu: Rotkohlfrischkost mit Orangensaft und Backpflaumen (Rezept Seite 31) und Kräuterkartoffeln (Rezept Seite 47). Als Nachspeise Ananas mit Schlagsahne (Rezept Seite 58).

Gemüse- und Kartoffelgerichte

Chinakohl

Zutaten für 4 Personen: 1 kg (1 großer) Chinakohl • 50 g Butter oder Margarine Salz und Pfeffer nach Geschmack 1 Prise Zucker • 10 g fein gehackte Petersilie (2 gehäufte Eßl.)

Nährwert pro Person: Eiweiß 3 g, Fett 11 g, Kohlenhydrate 5 g, Kalorien 134, Joule 560.

Den Kohl putzen, kalt abspülen, halbieren und den harten Innenkern entfernen. Die Kohlblätter in schmale Streifen schneiden. Das Fett in einem großen Topf zerlaufen lassen, den Kohl hineinschütten und mit Salz und Pfeffer würzen. Zugedeckt bei mittlerer Hitze etwa 15 Minuten dünsten. Mit Salz, Pfeffer und 1 Prise Zucker abschmecken. Zuletzt die Petersilie unterziehen.

Das paßt dazu: Currybratwurst mit Tomatenketchup (Rezept Seite 42) und Salzkartoffeln. Als Nachspeise Himbeersahnequark (Rezept Seite 58).

Dicke Bohnen

Zutaten für 4 Personen: 10 g Öl (1 Eßl.) 50 g durchwachsener geräucherter Speck 100 g (2 große) Zwiebeln • 900 g dicke Bohnen (4 kleine Gläser oder 3 Tiefkühlpackungen) • Salz und Pfeffer nach Geschmack 1 Prise Zucker • frisches oder getrocknetes Bohnenkraut • 10 g fein gehackte Petersilie (2 gehäufte Eßl.)

Nährwert pro Person: Eiweiß 8 g, Fett 10 g, Kohlenhydrate 7 g, Kalorien 160, Joule 667.

Das Öl in einem Topf erhitzen. Den Speck in Würfel schneiden und darin ausbraten. Die Zwiebeln schälen, fein würfeln und im Fett anrösten. Die Bohnen mit der Flüssigkeit (tiefgekühlte Bohnen unaufgetaut, Flüssigkeitszugabe nach Anweisung) ins Fett schütten und mit Salz, Pfeffer, 1 Prise Zukker und dem Bohnenkraut würzen. Zugedeckt etwa 15 Minuten bei mittlerer Hitze garen. Zuletzt die Petersilie unterheben.

Das paßt dazu: Hammelkoteletts (Rezept Seite 39), Backpflaumensauce (Rezept Seite 29) und Salzkartoffeln. Als Nachspeise Kirschkompott (Rezept Seite 57).

Rosenkohl

Zutaten für 4 Personen: 1 kg frischer Rosenkohl • 50 g Butter oder Margarine • Salz, Pfeffer und Muskat nach Geschmack 10 g fein gehackte Petersilie (2 gehäufte Eßl.)

Nährwert pro Person: Eiweiß 10 g, Fett 13 g, Kohlenhydrate 15 g, Kalorien 198, Joule 828.

Den Rosenkohl putzen, kalt waschen und abtropfen lassen. Das Fett in einem großen Topf zerfließen lassen. Den Rosenkohl hineingeben, salzen und 1 Tasse heißes Wasser angießen. Zugedeckt in etwa 15 Minuten bei mittlerer Hitze gar dünsten. Mit Salz, Pfeffer und Muskat abschmecken. Zuletzt die Petersilie unterziehen.

Das paßt dazu: panierte Schollenfilets (Rezept Seite 37), Kräutersauce (Rezept Seite 30) und Salzkartoffeln. Als Nachspeise Backobst (Rezept Seite 57).

Rotkohl mit Apfelmus

Zutaten für 4 Personen: 50 g durchwachsener geräucherter Speck • 50 g (1 große) Zwiebel • 550 g Rotkohl (1 großes Glas) 350 g Apfelmus (1/2 großes Glas) Salz und Pfeffer nach Geschmack 1 Prise gemahlene Nelken

Nährwert pro Person: Eiweiß 4 g, Fett 8 g, Kohlenhydrate 25 g, Kalorien 191, Joule 548.

Den Speck in Würfel schneiden und in einem großen Topf ausbraten. Die Zwiebel schälen, klein würfeln und im Fett kurz rösten. Den Rotkohl und das Apfelmus zusammen in den Topf geben und mit einem Holzlöffel vermischen. Zugedeckt etwa 10 Minuten bei mittlerer Hitze durchkochen. Mit Salz, Pfeffer und Nelken abschmecken.

Das paßt dazu: gefüllte Schweinerippchen mit Backpflaumensauce (Rezept Seite 40) und Salzkartoffeln. Als Nachspeise Orangenkefir (Rezept Seite 58).

Grünkohl

Zutaten für 4 Personen: 10 g Öl (1 Eßl.) 50 g durchwachsener geräucherter Speck 100 g (2 große) Zwiebeln • 900 g tiefgekühlter Grünkohl (2 Packungen) • Salz, Pfeffer und Muskat nach Geschmack

Nährwert pro Person: Eiweiß 6 g, Fett 12 g, Kohlenhydrate 9 g, Kalorien 161, Joule 674.

Das Öl in einem großen Topf erhitzen. Den Speck in Würfel schneiden und im Öl ausbraten. Die Zwiebeln fein würfeln und im Fett kurz rösten. Den Grünkohl zugeben. Eventuell 1 Tasse heißes Wasser angießen. Zugedeckt bei mittlerer Hitze etwa 20 Minuten dünsten.

Das paßt dazu: gekochtes Rindfleisch (Rezept Seite 40), Backpflaumensauce (Rezept Seite 29) und Salzkartoffeln. Als Nachspeise Ananas mit Schlagsahne (Rezept Seite 58).

Sauerkraut mit Kümmel

Zutaten für 4 Personen: 10 g Öl (1 Eßl.) 50 g durchwachsener geräucherter Speck 50 g (1 große) Zwiebel • 1 kg frisches Sauerkraut • 1 Lorbeerblatt • 2 Nelken 4 Wacholderbeeren • 2 Pimentkörner 4 Pfefferkörner • Kümmel nach Geschmack 10 g Zucker (2 Teel.)

Nährwert pro Person: Eiweiß 6 g, Fett 10 g, Kohlenhydrate 14 g, Kalorien 179, Joule 750.

Das Öl in einem großen Topf erhitzen. Den Speck in Würfel schneiden und im Öl ausbraten. Die Zwiebel schälen, fein würfeln und im Fett kurz rösten. Das Sauerkraut mit den Gewürzen und dem Zucker in den Topf geben. 1/8 l heißes Wasser angießen. Das Kraut zugedeckt etwa 15 Minuten bei milder Hitze dünsten. Vor dem Anrichten das Lorbeerblatt und die Gewürzkörner entfernen.

Das paßt dazu: gebratenes Kasseler (Rezept Seite 39) und Salzkartoffeln. Als Nachspeise Rosinencocktail (Rezept Seite 59).

Erbsen-Karotten-Gemüse

Zutaten für 4 Personen: 900 g tiefgekühlte Erbsen und Karotten (2 Packungen) • 50 g Butter oder Margarine • 1 Prise Zucker 10 g fein gehackte Petersilie (2 gehäufte Eßl.)

Nährwert pro Person: Eiweiß 5 g, Fett 11 g, Kohlenhydrate 14 g, Kalorien 173, Joule 720.

1/8 l Salzwasser zum Kochen bringen, das Gemüse hineingeben und zugedeckt nach Vorschrift garen. Dann das Fett zugeben und mit Zucker und Salz abschmecken. Die Erbsen und Karotten im Topf mehrmals schwenken. Zuletzt die Petersilie unterziehen.

Das paßt dazu: Putenschnitzel mit Kokosflocken paniert (Rezept Seite 43) und körnig gekochter Vollreis. Als Nachspeise Apfelmus mit Sahne und Kokosflocken (Rezept Seite 57).

Kräuterkartoffeln

Zutaten für 4 Personen: 800 g (16 mittelgroße) Kartoffeln • 50 g Butter oder Margarine (2 1/2 gestrichene Eßl.) • 20 g fein gehackte gemischte Kräuter (4 gehäufte Eßl. Dill, Petersilie, Schnittlauch und Kresse)

Nährwert pro Person: Eiweiß 4 g, Fett 11 g, Kohlenhydrate 39 g, Kalorien 270, Joule 1127.

Die Kartoffeln kalt abspülen, schälen und in große Würfel schneiden. Etwa 2 Tassen Salzwasser in einem großen, flachen Topf zum Kochen bringen, die Kartoffelwürfel hineinschütten und zugedeckt etwa 15 Minuten garen. Das Fett in einem kleinen Topf zerfließen lassen, die Kräuter untermischen, alles zu den Kartoffeln gießen und gut miteinander schwenken.

Das paßt dazu: Currybratwurst mit Tomatenketchup (Rezept Seite 42) und frische Gurkenwürfel mit Tomaten und Dillsauce (Rezept Seite 36). Als Nachspeise Grapefruitscheiben mit Korinthen (Rezept Seite 59).

Bratkartoffeln

Zutaten für 4 Personen: 1 kg (20 mittelgroße) Kartoffeln • 30 g Öl (3 Eßl.) 30 g durchwachsener geräucherter Speck 100 g (2 große) Zwiebeln • Salz und Pfeffer nach Geschmack

Nährwert pro Person: Eiweiß 6 g, Fett 12 g, Kohlenhydrate 40 g, Kalorien 296, Joule 1238.

Die Kartoffeln in der Schale kochen, heiß schälen, abkühlen lassen und in feine Scheiben schneiden. Das Öl in einer Pfanne erhitzen. Den Speck in Würfel schneiden und im Öl ausbraten. Die Kartoffelscheiben ins heiße Fett geben und in etwa 10 Minuten bei mittlerer Hitze knusprig braten. Die Zwiebeln schälen, fein würfeln und untermischen. Die Kartoffeln mit Salz und Pfeffer würzen und weitere 5 Minuten braten.

Das paßt dazu: Paprika-Bratklopse (Rezept Seite 41) und Kopfsalat mit saurer Sahne (Rezept Seite 36). Als Nachtisch Kirschkompott (Rezept Seite 57).

Kümmelkartoffeln

Zutaten für 4 Personen: 800 g (16 mittelgroße) Kartoffeln • Salz und Kümmel nach Geschmack • 40 g Butter oder Margarine (2 gestrichene Eßl.)

Nährwert pro Person: Eiweiß 4 g, Fett 8 g, Kohlenhydrate 30 g, Kalorien 214, Joule 895.

Die ungeschälten Kartoffeln kalt abspülen, gründlich bürsten und der Länge nach durchschneiden. Die Schnittfläche mit Salz und Kümmel bestreuen und einen Tupfer Fett aufsetzen. Die Kartoffeln mit der Schnittfläche nach oben auf ein Blech legen. Den Backofen vorheizen und die Kartoffeln bei starker Hitze etwa 25 Minuten backen.

Das paßt dazu: Matjesheringe mit Kefir, Äpfeln und Zwiebeln (Rezept Seite 38). Als Nachspeise Obstsalat (Rezept Seite 57).

Reibeplätzchen mit Apfelmus

Zutaten für 4 Personen: 340 g Kartoffelpufferpulver (2 Päckchen) • 200 g Öl 700 g Apfelmus (1 großes Glas)

Nährwert pro Person: Eiweiß 4 g, Fett 50 g, Kohlenhydrate 101 g, Kalorien 908, Joule 3800.

Den Reibeplätzchenteig nach Vorschrift zubereiten. Das Öl in einer großen Pfanne erhitzen und aus dem Teig nach und nach etwa 32 Plätzchen bei mittlerer Hitze goldbraun und knusprig braten. Die fertigen Reibeplätzchen warm stellen. Mit dem Apfelmus servieren.

Das paßt dazu: als Nachspeise Himbeersahnequark (Rezept Seite 58).

Kartoffelsalat

Zutaten für 4 Personen: 1 kg (20 mittelgroße) Kartoffeln • 250 g Kefir (1 Becher) 150 g saure Sahne (1 Becher) • Essig, Salz und Pfeffer nach Geschmack • 10 g Zucker (2 Teel.) • 120 g (2 mittelgroße) Tomaten 160 g (2 mittelgroße) Äpfel • 50 g (1 große) Zwiebel • 100 g (2 mittelgroße) Gewürzgurken • 10 g fein gehackte Petersilie (2 gehäufte Eßl.)

Nährwert pro Person: Eiweiß 9 g, Fett 6 g, Kohlenhydrate 51 g, Kalorien 299, Joule 1253.

Die Kartoffeln mit der Schale kochen, heiß schälen, abkühlen lassen und in Würfel schneiden. Aus dem Kefir, der Sahne, Essig, Salz, Pfeffer und Zucker eine Sauce rühren. Die Tomaten und die Äpfel kalt abspülen und trockenreiben. Den Stielansatz der Tomaten ausstechen und die Tomaten klein würfeln. Die Äpfel ungeschält vierteln, vom Kernhaus befreien und würfeln. Die Zwiebel und die Gurken ebenfalls klein würfeln. Alles zusammen mit der Petersilie in die Sauce rühren. Zuletzt die Kartoffeln hineinschütten und alles mit einem Holzlöffel vermengen. Eventuell mit Salz, Pfeffer und 1 Schuß Essig abschmecken. Den Salat zugedeckt etwa 1 Stunde kühl stellen.

Das paßt dazu: panierte Schollenfilets (Rezept Seite 37) und Endiviensalat mit Radieschen und Kräutersauce (Rezept Seite 36). Als Nachspeise Obstsalat (Rezept Seite 57).

Reis- und Eigerichte

Tomatenreis

Zutaten für 4 Personen: 200 g Naturreis 40 g Butter oder Margarine (2 gestrichene Eßl.) • 40 g (2 mittelgroße) Zwiebeln 200 g (2 große) Tomaten 60 g Tomatenmark (3 Eßl.) • 1 Prise Zucker Salz und Pfeffer nach Geschmack 1 Lorbeerblatt • 2 Pfefferkörner 4 Pimentkörner

Nährwert pro Person: Eiweiß 4 g, Fett 9 g, Kohlenhydrate 41 g, Kalorien 284, Joule 1187

Den Reis kalt abbrausen und abtropfen lassen. Das Fett in einenm großen, flachen Topf zerfließen lassen. Die Zwiebeln schälen und fein würfeln. Die Tomaten kalt abspülen, vom Stielansatz befreien und achteln. Zwiebelwürfel und Tomatenachtel im Fett andünsten. Das Tomatenmark, den Zucker, den Reis und die Gewürze hinzufügen. Alles vermischen, mit $^3/_4$ l heißem Wasser auffüllen und unter Rühren einmal aufkochen lassen. Den Reis zugedeckt etwa 35 Minuten bei milder Hitze quellen lassen. Vor dem Anrichten das Lorbeerblatt und die Gewürzkörner herausnehmen.

Das paßt dazu: Fleischspießchen mit Backpflaumen und Feigen (Rezept Seite 40) und Kopfsalat mit saurer Sahne (Rezept Seite 36) Als Nachspeise Mokkacreme (Rezept Seite 59).

Curryreis mit Korinthen

Zutaten für 4 Personen: 200 g Naturreis 40 g Butter oder Margarine (2 gestrichene Eßl.) • 45 g Korinthen (3 gehäufte Eßl.) Currypulver, Salz und Pfeffer nach Geschmack • 1 Prise Zucker

Nährwert pro Person: Eiweiß 4 g, Fett 9 g, Kohlenhydrate 45 g, Kalorien 294, Joule 1229.

Den Reis kalt abbrausen und abtropfen lassen. Das Fett in einem großen, flachen Topf zerfließen lassen. Die Korinthen heiß abspülen und trockentupfen. Den Reis und die Korinthen ins Fett schütten und mit Curry, Salz, Pfeffer und Zucker würzen. Alles mit einem Holzlöffel vermischen und kurz anrösten. $^3/_4$ l heißes Wasser zugießen und den Reis zugedeckt etwa 35 Minuten bei milder Hitze quellen lassen. Nach Bedarf etwas Wasser nachgießen.

Das paßt dazu: Hühnerfrikassee mit Champignons und Spargel (Rezept Seite 43). Als Nachspeise Orangenkefir (Rezept Seite 58).

Rühreier mit Speck und Schnittlauch

Zutaten für 4 Personen: 60 g durchwachsener geräucherter Speck • 342 g (6 mittelgroße) Eier • Salz und Pfeffer nach Geschmack • 10 g fein geschnittener Schnittlauch (2 gehäufte Eßl.)

Nährwert pro Person: Eiweiß 12 g, Fett 18 g, Kohlenhydrate –, Kalorien 218, Joule 914.

Den Speck in Würfel schneiden und in einer Pfanne ausbraten. Die Eier einzeln in einer Tasse aufschlagen, in eine Schüssel geben

Wer's gerne deftig mag, wird sich über den Weiße-Bohnen-Eintopf mit Backpflaumen und Karotten (Rezept Seite 54) freuen. ▷

und mit Salz, Pfeffer, 4 Eßl. Wasser und dem Schnittlauch verquirlen. Die Masse in die Pfanne gießen und unter Rühren bei milder Hitze in etwa 3 Minuten stocken lassen.

Das paßt dazu: Rosenkohl (Rezept Seite 45) und Bratkartoffeln (Rezept Seite 47). Als Nachspeise Kirschkompott (Rezept Seite 57).

Paprika-Tomaten-Eier

Zutaten für 4 Personen: 60 g durchwachsener geräucherter Speck • 20 g Butter oder Margarine (1 gestrichener Eßl.) • 200 g (4 große) Paprikaschoten • 400 g (4 große) Tomaten • 80 g (4 mittelgroße) Zwiebeln 456 g (8 mittelgroße) Eier • Salz und Pfeffer

Nährwert pro Person: Eiweiß 18g, Fett 25 g, Kohlenhydrate 11 g, Kalorien 357, Joule 1494.

Den Speck in Würfel schneiden und in einer Pfanne ausbraten. Das Fett hinzufügen. Die Paprikaschoten halbieren und das Kernhaus entfernen. Den Stielansatz der Tomaten ausstechen. Die Zwiebeln schälen. Die Paprikaschoten und die Tomaten kalt abspülen und trockentupfen. Die Paprikaschoten in feine Streifen, die Tomaten in dünne Scheiben und die Zwiebeln in feine Würfel schneiden. Alles zusammen in der Pfanne etwa 5 Minuten bei mittlerer Hitze anschmoren. Die Eier einzeln in eine Tasse schlagen, dann in eine Schüssel geben und mit 4 Eßl. Wasser, Salz und Pfeffer verquirlen. Die Masse auf das Gemüse gießen und in etwa 8 Minuten stocken lassen. Dabei mit einem Holzlöffel leicht bewegen.

Das paßt dazu: Kräuterkartoffeln (Rezept Seite 47). Als Nachspeise Apfelmus mit Sahne und Kokosflocken (Rezept Seite 57).

Eieromelette mit Backpflaumen gefüllt

Zutaten für 4 Personen: 40 g Butter oder Margarine (2 gestrichene Eßl.) 456 g (8 mittelgroße) Eier • Salz 20 g Zucker (4 Teel.) Für die Füllung :120 g Pflaumenmus (4 Eßl.) 20 g Cognac (2 Eßl.) • 100 g Backpflaumen ohne Stein (8 Stück)

Nährwert pro Person: Eiweiß 15 g, Fett 20 g, Kohlenhydrate 40 g, Kalorien 415, Joule 1738.

10 g Fett in einer großen Pfanne zerfließen lassen. Für jede Omelette zwei Eier in Eigelbe und Eiweiße trennen. Die Eigelbe mit 1 Prise Salz und 1 Teel. Zucker verrühren. Die Eiweiße zu steifem Schnee schlagen und unter die Eigelbe heben. Die Masse in die Pfanne gießen, zudecken und bei milder Hitze in etwa 15 Minuten stocken lassen. Nacheinander 4 Omeletten backen. Für die Füllung das Pflaumenmus mit dem Cognac glattrühren. Die Backpflaumen heiß abspülen, trockentupfen, in sehr feine Würfel schneiden und mit dem Pflaumenmus vermischen. Jede Omelette noch in der Pfanne mit der Füllung bestreichen, zuklappen und heiß servieren.

Das paßt dazu: als Vorspeise Chicoreesalat mit Curry, Rosinen und Fleischwurst (Rezept Seite 26).

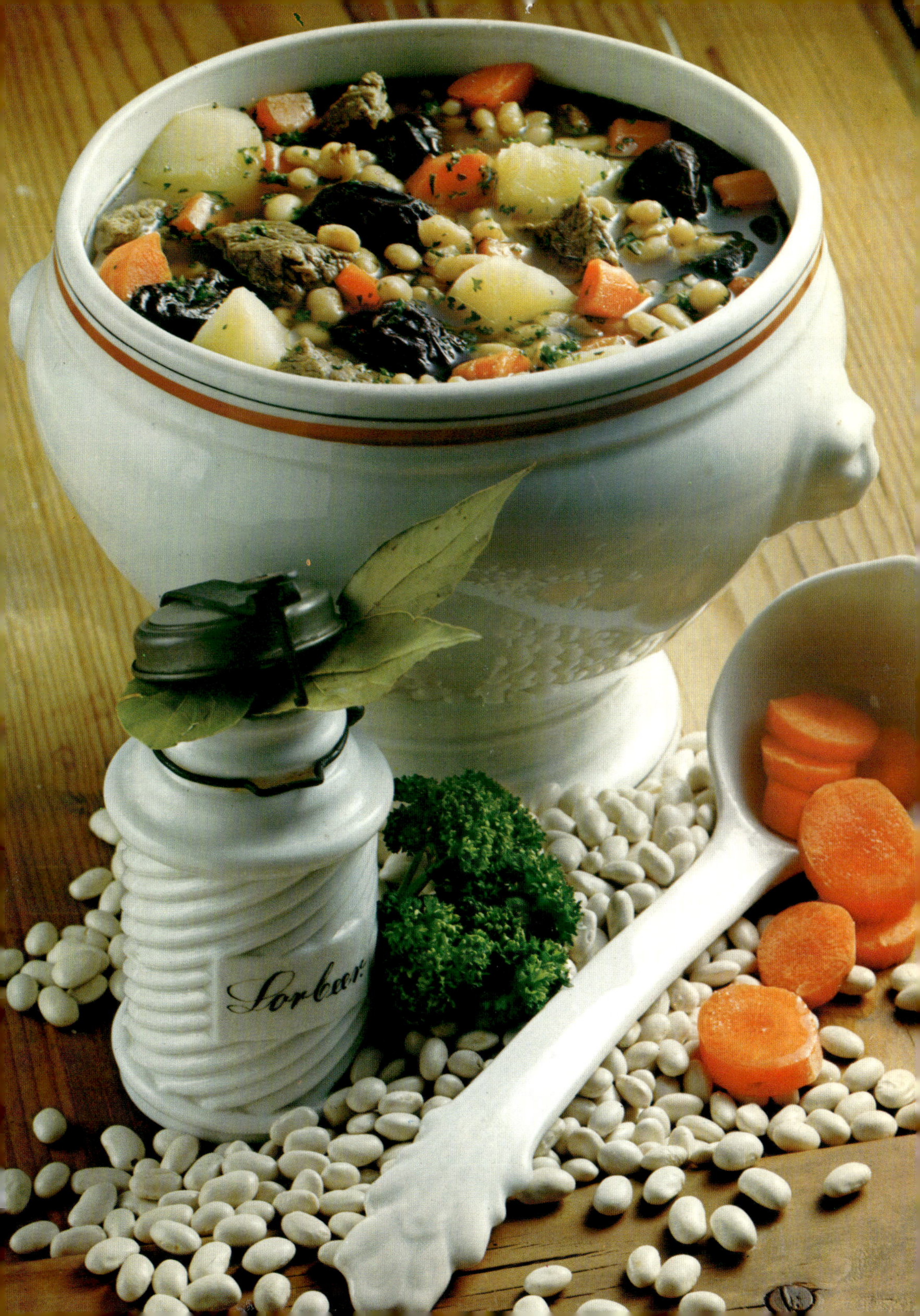
Lorbeer

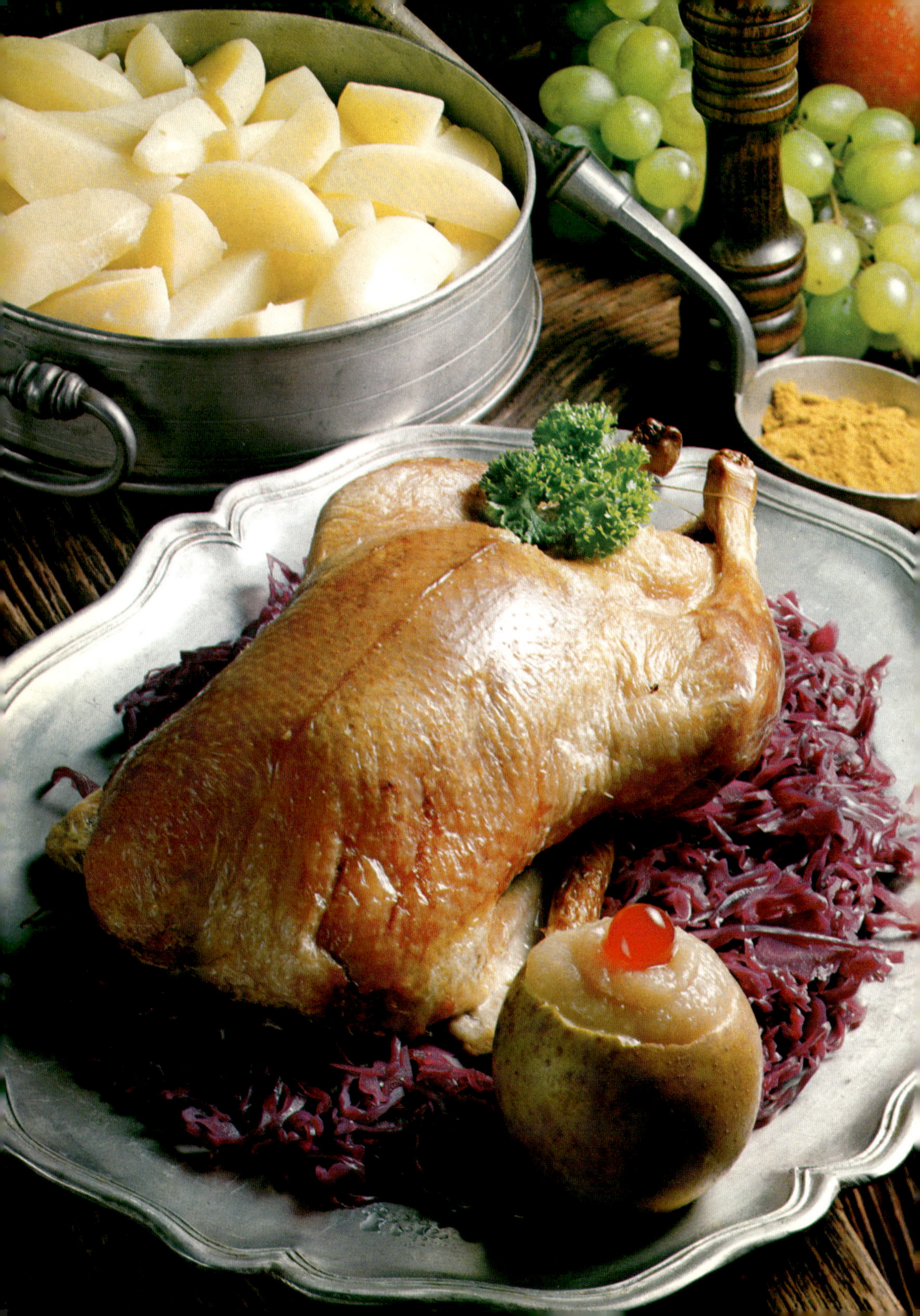

◁ *Die Ente mit einer Füllung aus Curry-Äpfeln und Feigen (Rezept Seite 43) könnte den Mittelpunkt einer festlichen Mahlzeit bilden.*

Eintöpfe, Aufläufe

Eintopf mit Kichererbsen

Zutaten für 4 Personen: 400 g Kichererbsen 10 g Öl (1 Eßl.) • 500 g Schweinenacken (Kammstück) • Salz, Pfeffer, Paprika- und Pimentpulver und Majoran nach Geschmack 2 Lorbeerblätter • 150 g (1/2 mittelgroße) Sellerieknolle • 50 g Porree (1 kleine Stange) 50 g (1 große) Zwiebel 400 g (5 große) Kartoffeln • 10 g fein gehackte Petersilie (2 gehäufte Eßl.)

Nährwert pro Person: Eiweiß 41 g, Fett 36 g, Kohlenhydrate 84 g, Kalorien 866, Joule 3642.

Die Erbsen abspülen und über Nacht in 3/4 l kaltem Wasser einweichen. Das Öl in einem großen Topf erhitzen. Das Fleisch abspülen, trockentupfen, mit Salz und den Gewürzen einreiben und von allen Seiten im Öl kräftig anbraten. Die Lorbeerblätter hinzufügen, 11/2 l kaltes Wasser aufgießen und alles zugedeckt etwa 30 Minuten bei mittlerer Hitze kochen lassen. Anschließend die Erbsen hineinschütten und alles weitere 30 Minuten leise kochen lassen. Den Sellerie und den Porree putzen, kalt abspülen und kleinschneiden. Die Zwiebel schälen und fein würfeln. Die Kartoffeln waschen, schälen und ebenfalls würfeln. Sellerie, Porree und Zwiebelwürfel zu den Erbsen schütten. Das Gericht nochmals etwa 10 Minuten garen. Zuletzt die Kartoffeln zugeben und alles weitere 10 Minuten leise kochen lassen. Das Fleisch aus dem Topf nehmen, vom Knochen lösen, in große Würfel schneiden und auf vorgewärmte Suppenteller verteilen. Den Eintopf abschmecken, mit der Petersilie bestreuen und über die Fleischwürfel füllen.

Das paßt dazu: als Nachspeise Kirschkompott (Rezept Seite 57).

Steckrübeneintopf

Zutaten für 4 Personen: 2 l Wasser • Salz 2 Lorbeerblätter • 6 Pfefferkörner • 4 Pimentkörner • 600 g Schweinefleisch (vom Halsgrat) • 1 kg Steckrüben • Majoran nach Geschmack • 400 g (8 mittelgroße) Kartoffeln • Pfeffer, Salz und Zwiebelpulver nach Geschmack • 1 Prise Zucker • 10 g fein gehackte Petersilie (2 gehäufte Eßl.)

Nährwert pro Person: Eiweiß 32 g, Fett 32 g, Kohlenhydrate 37 g, Kalorien 577, Joule 2415.

Das Wasser mit dem Salz, den Gewürzen und dem Fleisch kalt aufsetzen und zum Kochen bringen. Das Fleisch etwa 11/2 Stunden garen, dann herausnehmen und warm stellen. Die Steckrüben schälen, waschen, in feine Stifte schneiden und in die kochende Brühe schütten. Den Majoran einstreuen. Die Rüben zugedeckt bei mittlerer Hitze etwa 25 Minuten leise kochen lassen. Die Kartoffeln waschen, schälen, ebenfalls in Stifte schneiden und zu den Steckrüben geben. Alles weitere 15 Minuten garen. Den Eintopf mit Pfeffer, Salz, Zwiebelpulver und 1 Prise Zukker abschmecken. Zuletzt die Petersilie unterziehen. Vor dem Anrichten die Lorbeerblätter und die Gewürzkörner entfernen. Das Fleisch in Würfel schneiden, auf vorgewärmte Suppenteller verteilen und den Eintopf darüberfüllen.

Das paßt dazu: Als Nachspeise Grapefruitscheiben mit Korinthen (Rezept Seite 59).

Weiße-Bohnen-Eintopf mit Backpflaumen und Karotten

Bild Seite 51

Zutaten für 4 Personen: 250 g weiße Bohnen 500 g Rindfleisch (von der Brust) 2 1/2 l Wasser • Salz • 2 Lorbeerblätter 4 Pimentkörner • 4 Pfefferkörner 400 g (4 große) Karotten • 250 g Backpflaumen ohne Stein (1 Tüte) • 400 g (5 große) Kartoffeln • Bohnenkraut, frisch oder getrocknet • Pfeffer und Essig nach Geschmack 10 g fein gehackte Petersilie (2 gehäufte Eßl.)

Nährwert pro Person: Eiweiß 38 g, Fett 28 g, Kohlenhydrate 98, Kalorien 827, Joule 3458.

Die Bohnen kalt abspülen und über Nacht in 1/2 l kaltem Wasser einweichen. Das Fleisch ebenfalls kalt abspülen, im kalten Wasser mit Salz und den Gewürzen aufsetzen und zugedeckt bei mittlerer Hitze etwa 30 Minuten kochen. Dann die Bohnen zugeben und alles weitere 30 Minuten leise kochen lassen. Die Karotten putzen, waschen und würfeln. Die Backpflaumen heiß abspülen und zusammen mit den Karotten zu den Bohnen geben. Alles weitere 25 Minuten garen. Die Kartoffeln schälen und würfeln und in den Eintopf schütten. Das Bohnenkraut einstreuen und mit den Kartoffeln etwa 10 Minuten leise kochen lassen. Das Fleisch herausnehmen, in kleine Stücke schneiden und auf vorgewärmte Suppenteller verteilen. Den Eintopf süßsauer abschmecken. Vor dem Anrichten Gewürzkörner und Lorbeerblätter entfernen. Die Petersilie unterziehen und den Eintopf übers Fleisch füllen.

Das paßt dazu: als Nachspeise Obstsalat (Rezept Seite 57).

Weißkohltopf mit Paprika-Fleischklößen

Zutaten für 4 Personen: 2 l Wasser • Salz 2 Lorbeerblätter • 5 Pfefferkörner 5 Pimentkörner • 50 g (1 große) Zwiebel 900 g (1 großer) Weißkohlkopf 250 g (5 mittelgroße) Kartoffeln 400 g gemischtes Hackfleisch 57 g (1 mittelgroßes) Ei • 40 g Semmelbrösel (4 Eßl.) • 125 g saure Sahne (1 Becher) 50 g (1 große) Zwiebel • 100 g eingelegte Tomatenpaprika (1/2 Glas) Pfeffer, Chili- und Knoblauchpulver nach Geschmack • 10 g fein gehackte Petersilie (2 gehäufte Eßl.)

Nährwert pro Person: Eiweiß 29 g, Fett 19 g, Kohlenhydrate 33 g, Kalorien 426, Joule 1803.

Das Wasser mit dem Salz, den Gewürzen und der kleingeschnittenen Zwiebel zum Kochen bringen. Den Kohl putzen, von dem harten Strunk befreien und kalt abspülen. Die Kohlblätter in sehr feine Streifen schneiden. Die Kartoffeln waschen, schälen und würfeln. Kohl und Kartoffeln ins Wasser schütten und zugedeckt 20 Minuten bei mittlerer Hitze garen. Aus dem Hackfleisch, dem Ei, den Semmelbröseln und der Sahne einen Teig bereiten. Die Zwiebel schälen und in feine Würfel schneiden. Die Paprikastreifen auf ein Sieb schütten, abtropfen lassen und ebenfalls klein würfeln. Zwiebel- und Paprikawürfel unter den Teig mischen. Mit Salz und den Gewürzen abschmecken. Aus der Masse 8 Klöße formen, diese auf den Kohl legen und bei milder Hitze in etwa 15 Minuten gar ziehen lassen. Den Eintopf mit Salz und den Gewürzen abschmecken. Zuletzt die Petersilie unterziehen. Vor dem Anrichten die Lorbeerblätter und die Gewürzkörner entfernen.

Das paßt dazu: als Nachspeise Grapefruitscheiben mit Korinthen (Rezept Seite 59).

Sauerkrautauflauf mit Saftschinken

Zutaten für 4 Personen: 5 g Öl (1 Teel.) 500 g Kartoffeln · 50 g (1 große) Zwiebel 160 g gekochter Schinken (4 dicke Scheiben) 500 g Sauerkraut · 228 g (4 mittelgroße) Eier Salz und Pfeffer nach Geschmack · 20 g geriebener Käse mit 40% Fett i. Tr. (2 Eßl.)

Nährwert pro Person: Eiweiß 21 g, Fett 16 g, Kohlenhydrate 25 g, Kalorien 316, Joule 1325.

Eine Auflaufform mit dem Öl ausfetten. Die Kartoffeln mit der Schale kochen, heiß schälen, abkühlen lassen und in Scheiben schneiden. Die Zwiebel schälen und fein würfeln. Den Schinken ebenfalls in kleine Würfel schneiden. Die Kartoffeln in die Auflaufform schichten und Zwiebel- und Schinkenwürfel darauf verteilen. Als oberste Schicht kommt das Sauerkraut. Die Eier mit Salz, Pfeffer und 4 Eßl. Wasser verquirlen. Die Masse über den Auflauf gießen. Den Backofen vorheizen und den Auflauf zugedeckt bei starker Hitze etwa 35 Minuten garen. Dann den Deckel abnehmen, den Käse überstreuen und den Auflauf nochmals 5 Minuten überbacken.

Das paßt dazu: als Nachspeise Orangenkefir (Rezept Seite 58).

Quarkauflauf mit Backpflaumen und Kokosflocken

Zutaten für 4 Personen: 300 g Backpflaumen ohne Stein (24 Stück) · 171 g (3 mittelgroße) Eier · 40 g Zucker (2 Eßl.) · 1 Prise Salz 20 g Zitronensaft (2 Eßl.) · 375 g Sahnequark mit 40% Fett i. Tr. 150 g Kokosflocken (3/4 Beutel) 5 g Öl (1 Teel.)

Nährwert pro Person: Eiweiß 20 g, Fett 30 g, Kohlenhydrate 62 g, Kalorien 596, Joule 2495.

Die Backpflaumen heiß abspülen und über Nacht in 1/8 l Wasser einweichen. Die Eier aufschlagen und das Eiweiß vom Eigelb trennen. Die Eigelbe mit dem Zucker, der Prise Salz, dem Zitronensaft, dem Quark und den Kokosflocken glattrühren. Die Backpflaumen in kleine Würfel schneiden und unter den Teig mischen. Die Eiweiße zu steifem Schnee schlagen und unter den Teig heben. Eine Auflaufform ausfetten und den Teig hineingießen. Den Backofen vorheizen und den Auflauf bei mittlerer Hitze etwa 35 Minuten überbacken.

Das paßt dazu: als Vorspeise Thunfischsalat mit weißen Bohnen und Oliven (Rezept Seite 26).

Möhren-Schrotauflauf mit Haselnüssen

Zutaten für 4 Personen: 60 g gemahlenes Weizenschrot (4 Eßl.) · 5 g Öl (1 Teel). 114 g (2 mittelgroße) Eier · 100 g gemahlene

Haselnußkerne (1 Beutel) • 400 g (4 große)
Möhren • 200 g (2 große) Äpfel
60 g Zucker (3 Eßl.) • 1 Messerspitze Salz
10 g Zitronensaft (1 Eßl.)
Für die Sauce: 250 g Kefir (1 Becher)
80 g Orangensaft (von 1 großen Orange)
20 g Zucker (1 Eßl.)

Nährwert pro Person: Eiweiß 13 g, Fett 21 g, Kohlenhydrate 49 g, Kalorien 447, Joule 1872.

Das Weizenschrot über Nacht in 1/8 l Wasser einweichen. Die Auflaufform mit dem Öl ausfetten. Die Eier aufschlagen und das Eiweiß vom Eigelb trennen. Die Möhren putzen, abspülen und fein reiben. Die Äpfel schälen, vierteln, vom Kernhaus befreien und grob raffeln. Aus dem Schrot, den Nüssen, den Eigelben, den Möhren, den Äpfeln, dem Zucker, dem Salz und dem Zitronensaft einen Teig rühren. Die Eiweiße zu steifem Schnee schlagen und diesen unter den Teig heben. Die Masse in die Auflaufform gießen. Den Backofen vorheizen und den Auflauf bei mittlerer Hitze etwa 50 Minuten überbacken. Aus dem Kefir, dem Orangensaft und dem Zucker eine Sauce rühren. Die Sauce wird gesondert zum Auflauf serviert.

Nachspeisen

Backobst

Zutaten für 4 Personen: 250 g Backpflaumen ohne Stein • 100 g (20 halbe) getrocknete Aprikosen ohne Stein • Zitronenschale (chemisch nicht behandelt) • 1 Prise Salz

Nährwert pro Person: Eiweiß 3 g, Fett –, Kohlenhydrate 55 g, Kalorien 232, Joule 972.

Das Backobst heiß abspülen und über Nacht in 3/4 l kaltem Wasser einweichen. Das Backobst mit dem Wasser und einem Stück Zitronenschale kalt aufsetzen, zum Kochen bringen und zugedeckt bei mittlerer Hitze etwa 15 Minuten leise kochen lassen. Zuletzt das Salz zugeben. Das Backobst zum Auskühlen in eine Schüssel schütten.

Obstsalat

Zutaten für 4 Personen: 300 g (2 große) Orangen • 100 g Backpflaumen ohne Stein (8 Stück) • 80 g (1 mittelgroßer) Apfel 120 g (8 mittelgroße) Erdbeeren 10 g Zitronensaft (1 Eßl.) • 1 Schuß Kirschwasser • 10 g Zucker (2 Teel.)

Nährwert pro Person: Eiweiß 1 g, Fett –, Kohlenhydrate 29 g, Kalorien 123, Joule 514.

Die Orange schälen, von der weißen Haut befreien, erst achteln und dann in Scheibchen schneiden. Die Backpflaumen heiß, den Apfel kalt abspülen und trockentupfen. Die Backpflaumen klein würfeln. Den Apfel ungeschält vierteln, vom Kernhaus befreien und in feine Blättchen schneiden. Die Erdbeeren kalt abspülen, trockentupfen, halbieren und mit dem anderen Obst vermischen. Den Zitronensaft und das Kirschwasser dazugießen und den Zucker darüberstreuen. Alle Zutaten vorsichtig miteinander vermengen. Den Obstsalat zugedeckt etwa 30 Minuten kühl stellen.

Apfelmus mit Sahne und Kokosflocken

Zutaten für 4 Personen: 500 g Apfelmus (12 Eßl.) • 80 g Kokosflocken (8 Eßl.) 10 g Zucker (2 Teel.) • 10 g Zitronensaft (1Eßl.) • 40 g flüssige Schlagsahne (4 Eßl.) • 1 Prise Salz

Nährwert pro Person: Eiweiß 1 g, Fett 8 g, Kohlenhydrate 29 g, Kalorien 202, Joule 845.

Das Apfelmus in einer Schüssel mit den Kokosflocken, dem Zucker, dem Zitronensaft, der Sahne und der Prise Salz verrühren. Auf Desserttellern servieren.

Kirschkompott

Zutaten für 4 Personen: 460 g Schattenmorellen ohne Stein (1 großes Glas)

Nährwert pro Person: Eiweiß 1 g, Fett –, Kohlenhydrate 22 g, Kalorien 92, Joule 385.

Die Kirschen auf Dessertteller verteilen.

Ananas mit Schlagsahne

Zutaten für 4 Personen: 280 g Ananas (4 Scheiben zu je 70 g) • 1/8 l Schlagsahne 1 Prise Zucker

Nährwert pro Person: Eiweiß –, Fett 10 g, Kohlenhydrate 17 g, Kalorien 161, Joule 673.

Die Ananasscheiben auf Dessertschälchen legen. Die Sahne mit der Prise Zucker steifschlagen und auf die Ananasscheiben verteilen.

Orangenkefir

Zutaten für 4 Personen: 500 g Kefir (2 Becher) • geriebene Orangenschale (chemisch nicht behandelt) nach Geschmack
130 g Orangensaft (von 1 großen Orange)
1 Schuß Cognac • 40 g Zucker (2 Eßl.)
10 g Zitronensaft (1 Eßl.)
10 g gemahlene weiße Gelatine (1 Päckchen) oder 5 Blatt Gelatine • 10 g (4 halbe) Walnußkerne

Nährwert pro Person: Eiweiß 7 g, Fett 6 g, Kohlenhydrate 17 g, Kalorien 154, Joule 644.

Den Kefir in einer Schüssel mit der Orangenschale, dem Orangensaft, dem Cognac, dem Zucker und dem Zitronensaft verrühren. Die Gelatine nach Vorschrift auflösen und unter den Kefir mischen. Die Speise in Dessertschälchen füllen und etwa 15 Minuten kalt stellen. Vor dem Anrichten mit den Nüssen verzieren.

Himbeersahnequark

Zutaten für 4 Personen: 250 g Sahnequark mit 40% Fett i. Tr. • 110 g Himbeeren (1 kleine Dose) • 10 g Zucker (2 Teel.)
1 Prise Salz • 10 g Zitronensaft (1 Eßl.)

Nährwert pro Person: Eiweiß 8 g, Fett 8 g, Kohlenhydrate 12 g, Kalorien 143, Joule 598.

Den Quark mit den Himbeeren, dem Zucker, der Prise Salz und dem Zitronensaft glattrühren (am besten mit dem Elektroquirl) und auf Dessertschälchen verteilen.

Stachelbeercreme

Zutaten für 4 Personen: 220 g Stachelbeeren (1 mittelgroßes Glas) • 3 g gemahlene weiße Gelatine (1 Teel.) oder 1 1/2 Blatt Gelatine
100 g Schlagsahne • 1 Prise Salz

Nährwert pro Person: Eiweiß 2 g, Fett 8 g, Kohlenhydrate 11 g, Kalorien 124, Joule 520.

Die Stachelbeeren mit der Flüssigkeit in eine Schüssel schütten und mit einem Holzlöffel zu Mus zerdrücken. Die Gelatine nach Vorschrift auflösen und unter die Stachelbeeren rühren. Die Masse etwa 15 Minuten kalt stellen, bis sie zu stocken beginnt. Die Schlagsahne sehr steif schlagen und unter die Stachelbeermasse ziehen. Die Stachelbeercreme im Kühlschrank ganz erstarren lassen.

Mokkacreme

Zutaten für 4 Personen: 5 g gefriergetrockneter Kaffee (4 gehäufte Teel.) • 1 Prise Salz 40 g Zucker (2 Eßl.) • 10 g Cognac (1 Eßl.) 10 g gemahlene weiße Gelatine (1 Päckchen) oder 5 Blatt Gelatine • 100 g Schlagsahne

Nährwert pro Person: Eiweiß 3 g, Fett 8 g, Kohlenhydrate 11 g, Kalorien 128, Joule 536.

Den Kaffee in 2 Eßl. heißem Wasser auflösen. Die Prise Salz, den Zucker und den Cognac dazurühren. Mit 1/4 l kaltem Wasser auffüllen. Die Gelatine nach Vorschrift auflösen und unter Rühren in die Flüssigkeit geben. Die Masse etwa 15 Minuten kalt stellen, bis sie zu stocken beginnt. Die Sahne steif schlagen und unterheben. Die Mokkacreme im Kühlschrank ganz erstarren lassen.

Rosinencocktail

Zutaten für 4 Personen: 60 g Rosinen (4 gehäufte Eßl.) • 40 g Rum (4 Eßl.) 10 g (5 halbe) Walnußkerne 1/4 l Vollmilch • 20 g Zucker (1 Eßl.) 10 g gemahlene weiße Gelatine (1 Päckchen) oder 5 Blatt Gelatine 100 g Schlagsahne

Nährwert pro Person: Eiweiß 6 g, Fett 11 g, Kohlenhydrate 19 g, Kalorien 222, Joule 928.

Die Rosinen heiß abspülen und über Nacht zugedeckt in 2 Eßl. Rum einweichen. Die Nüsse grob hacken und mit der Milch, den Rosinen, dem restlichen Rum und dem Zucker verrühren. Die Gelatine nach Vorschrift auflösen und untermischen. Die Masse etwa 15 Minuten kalt stellen, bis sie zu stocken beginnt. Die Sahne steif schlagen und unterheben. Den Rosinencocktail im Kühlschrank ganz erstarren lassen.

Grapefruitscheiben mit Korinthen

Zutaten für 4 Personen: 640 g (2 große) Grapefruit • 20 g Zucker (4 Teel.) 60 g Korinthen (4 gehäufte Eßl.)

Nährwert pro Person: Eiweiß 1 g, Fett –, Kohlenhydrate 26 g, Kalorien 97, Joule 406.

Die Grapefruit schälen, von der weißen Haut befreien und quer durchschneiden. Die Hälften mit der Schnittfläche auf ein Brett legen und in dünne Scheiben schneiden. Die Grapefruitscheiben auf Dessertteller legen und mit Zucker bestreuen. Die Korinthen heiß abspülen, trockentupfen und auf die Grapefruitscheiben verteilen.

Buttermilchgelee mit Aprikosen und Nüssen

Zutaten für 4 Personen: 1/2 l Buttermilch 30 g Zucker (1 1/2 Eßl.) • 1 Prise Salz 25 g (5 halbe) getrocknete Aprikosen ohne Stein • 20 g (10 halbe) grobgehackte Walnußkerne • 10 g Zitronensaft (1 Eßl.) 10 g Rum (1 Eßl.) • 10 g gemahlene weiße Gelatine (1 Päckchen) oder 5 Blatt Gelatine

Nährwert pro Person: Eiweiß 8 g, Fett 5 g, Kohlenhydrate 18 g, Kalorien 143, Joule 601.

Die Buttermilch mit dem Zucker und der Prise Salz verrühren. Die Aprikosen heiß abspülen, trockentupfen und in kleine Würfel schneiden. Die Aprikosen zusammen mit den Nüssen, dem Zitronensaft und dem Rum in die Buttermilch schütten. Die Gelatine nach Vorschrift auflösen und unter Rühren in die Buttermilch gießen. Die Speise in Dessertschälchen füllen, kalt stellen und stocken lassen.

Getränke und Beilagen

Jedes Frühstück, jeder Imbiß und jede Hauptmahlzeit kann durch ein Getränk beziehungsweise eine der aufgeführten Beilagen ergänzt werden. Die Mixgetränke bilden zudem eine ideale Zwischenmahlzeit. Wenn Sie Gewichtsprobleme haben: Vergessen Sie bitte nicht, diese Getränke oder Beilagen im täglichen Kalorienfahrplan zu berücksichtigen, damit die erlaubte Menge nicht überschritten wird.

150 g Apfelsaft (1 Glas)

Nährwert: Eiweiß –, Fett –, Kohlenhydrate 17 g, Kalorien 71, Joule 297.

150 g Brombeersaft (1 Glas)

Nährwert: Eiweiß –, Fett –, Kohlenhydrate 12 g, Kalorien 53, Joule 221.

150 g Holundersaft (1 Glas)

Nährwert: Eiweiß 3 g, Fett –, Kohlenhydrate 12 g, Kalorien 57, Joule 239.

150 g roter Johannisbeersaft (1 Glas)

Nährwert: Eiweiß 1 g, Fett –, Kohlenhydrate 18 g, Kalorien 75, Joule 314.

150 g schwarzer Johannisbeersaft (1 Glas)

Nährwert: Eiweiß 1 g, Fett –, Kohlenhydrate 20 g, Kalorien 83, Joule 347.

150 g frisch gepreßter Orangensaft (1 Glas)

Nährwert: Eiweiß 1 g, Fett –, Kohlenhydrate 15 g, Kalorien 71, Joule 297.

150 g ungesüßter Orangensaft aus der Dose (1 Glas)

Nährwert: Eiweiß 1 g, Fett –, Kohlenhydrate 17 g, Kalorien 74, Joule 310.

150 g frisch gepreßter Grapefruitsaft (1 Glas)

Nährwert: Eiweiß 2 g, Fett –, Kohlenhydrate 14 g, Kalorien 42, Joule 176.

150 g ungesüßter Grapefruitsaft aus der Dose (1 Glas)

Nährwert: Eiweiß 2 g, Fett –, Kohlenhydrate 15 g, Kalorien 45, Joule 188.

150 g Sanddornbeerensaft (1 Glas)

Nährwert: Eiweiß 2 g, Fett –, Kohlenhydrate (keine exakten Werte vorhanden), Kalorien 39, Joule 164.

150 g Traubensaft (1 Glas)

Nährwert: Eiweiß –, Fett –, Kohlenhydrate 27 g, Kalorien 111, Joule 465.

150 g Möhrensaft (1 Glas)

Nährwert: Eiweiß 1 g, Fett –, Kohlenhydrate 9 g, Kalorien 45, Joule 188.

150 g Sauerkrautsaft (1 Glas)

Nährwert: Eiweiß –, Fett –, Kohlenhydrate 2 g, Kalorien 15, Joule 63.

150 g Tomatensaft (1 Glas)

Nährwert: Eiweiß 2 g, Fett –, Kohlenhydrate 6 g, Kalorien 32, Joule 134.

¼ l Trinkmilch mit 3,5% Fettgehalt

Nährwert: Eiweiß 9 g, Fett 9 g, Kohlenhydrate 13 g, Kalorien 165, Joule 690.

¼ l Buttermilch

Nährwert: Eiweiß 10 g, Fett 3 g, Kohlenhydrate 10 g, Kalorien 90, Joule 378.

175 g Joghurt aus Trinkmilch ohne Früchte (1 Becher)

Nährwert: Eiweiß 9 g, Fett 5 g, Kohlenhydrate 11 g, Kalorien 137, Joule 573.

175 g Joghurt aus Trinkmilch mit Früchten (1 Becher)

Nährwert: Eiweiß 5 g, Fett 5 g, Kohlenhydrate 25 g, Kalorien 165, Joule 691.

175 g Sahnejoghurt (1 Becher)

Nährwert: Eiweiß 18 g, Fett 18 g, Kohlenhydrate 23 g, Kalorien 320, Joule 1340.

250 g Kefir (1 Becher)

Nährwert: Eiweiß 8 g, Fett 8 g, Kohlenhydrate 7 g, Kalorien 150, Joule 628.

500 g Dickmilch (1 großer Becher)

Nährwert: Eiweiß 17 g, Fett 17 g, Kohlenhydrate 21 g, Kalorien 320, Joule 1340.

250 g Kefir (1 Becher) mit 20 g gemahlenem Leinsamen (4 gehäufte Teel.)

Nährwert: Eiweiß 12 g, Fett 17 g, Kohlenhydrate 9 g, Kalorien 247, Joule 1034.

¼ l Buttermilch mit 20 g Milchzucker (2 gestrichene Eßl.)

Nährwert: Eiweiß 10 g, Fett 3 g, Kohlenhydrate 30 g, Kalorien 172, Joule 721.

Ananasmix

Pro Person: 70 g Ananasraspeln aus der Dose (2 gehäufte Eßl.) oder 1 kleingeschnittene Ananasscheibe • 1 Eßl. Ananassaft 150 g Trinkmilch mit 3,5% Fettgehalt • 5 g Zitronensaft (1 Teel.)

Nährwert: Eiweiß 5 g, Fett 5 g, Kohlenhydrate 24 g, Kalorien 167, Joule 699.

Die Ananasraspeln mit dem Saft, der Trinkmilch und dem Zitronensaft im Mixer verquirlen.

Aprikosenmix

Pro Person: 30 g (6 halbe getrocknete) Aprikosen • 3 Eßl. Wasser zum Einweichen 150 g Buttermilch • 5 g Zucker (1 Teel.)

Nährwert: Eiweiß 8 g, Fett 2 g, Kohlenhydrate 31 g, Kalorien 164, Joule 687.

Die Aprikosen kalt abspülen und im kalten Wasser, am besten über Nacht, einweichen. Die Aprikosen mit dem Einweichwasser, der Buttermilch und dem Zucker im Mixer verquirlen.

Backpflaumenmix

Pro Person: 50 g Backpflaumen ohne Steine (4 Stück) • 3 Eßl. Wasser zum Einweichen 150 g Buttermilch • ein paar Tropfen Zitronensaft

Nährwert: Eiweiß 7 g, Fett 2 g, Kohlenhydrate 36 g, Kalorien 179, Joule 748.

Die Backpflaumen kalt abspülen und im kalten Wasser, am besten über Nacht, einweichen. Die Backpflaumen mit dem Einweichwasser, der Buttermilch und dem Zitronensaft im Mixer verquirlen.

Feigenmix

Pro Person: 50 g (2 große) Feigen • 3 Eßl. Wasser zum Einweichen • 150 g Buttermilch ein paar Tropfen Zitronensaft • 10 g Bienenhonig (1 Teel.) • 1 Prise Ingwer

Nährwert: Eiweiß 8 g, Fett 2 g, Kohlenhydrate 45 g, Kalorien 220, Joule 918.

Die Feigen kalt abspülen und den Stengel ansatz abschneiden. Die Feigen im kalten Wasser, am besten über Nacht, einweichen, dann grob zerschneiden und mit dem Einweichwasser, der Buttermilch, dem Zitronensaft, dem Bienenhonig und dem Ingwer im Mixer verquirlen.

Heiße Nougatmilch

Pro Person: 150 g Trinkmilch • 1 Prise Salz 20 g Nougat

Nährwert: Eiweiß 7 g, Fett 12 g, Kohlenhydrate 19 g, Kalorien 214, Joule 895.

Die Milch mit dem Salz aufkochen und den Nougat darin auflösen.

Orangenmilch

Pro Person: 100 g Trinkmilch • 100 g frisch gepreßter Orangensaft (von 1 großen Orange) • 5 g Zitronensaft (1 Teel.) • 5 g Zucker (1 Teel.)

Nährwert: Eiweiß 5 g, Fett 4 g, Kohlenhydrate 20 g, Kalorien 134, Joule 560.

Die Milch mit dem Orangensaft, dem Zitronensaft und dem Zucker im Mixbecher kräftig durchschütteln.

Mokkamilch

Pro Person: 2 g gefriergetrockneter Bohnenkaffee (2 Teel.) • 2 Eßl. heißes Wasser 10 g Zucker (2 Teel.) • 150 g Trinkmilch 10 g Schlagsahne (1 Eßl.)

Nährwert: Eiweiß 5 g, Fett 8 g, Kohlenhydrate 18 g, Kalorien 168, Joule 705.

Den Bohnenkaffee im heißen Wasser lösen und mit dem Zucker verrühren. Die Milch und die flüssige Schlagsahne zugießen und alles miteinander vermischen.

Sanddornmilch

Pro Person: 150 g Trinkmilch · 10 g gesüßter Sanddorn (2 Teel.) · ein paar Tropfen Zitronensaft

Nährwert: Eiweiß 5 g, Fett 5 g, Kohlenhydrate 14 g, Kalorien 126, Joule 527.

Die Milch, den Sanddorn und den Zitronensaft im Mixbecher durchschütteln.

50 g (4 Stück) Backpflaumen

Nährwert: Eiweiß 1 g, Fett –, Kohlenhydrate 30 g, Kalorien 125, Joule 521.

1 Tasse Fleischbrühe

(1 gestrichenen Teel. Instant-Fleischbrühe = 3 g mit knapp 1/4 l heißem Wasser aufgießen)

Nährwert: Eiweiß 1 g, Fett –, Kohlenhydrate –, Kalorien 5, Joule 22.

1 Portion Pellkartoffeln (200 g)

Nährwert: Eiweiß 4 g, Fett –, Kohlenhydrate 30 g, Kalorien 136, Joule 570.

1 Portion Salzkartoffeln (200 g)

Nährwert: Eiweiß 4 g, Fett –, Kohlenhydrate 38 g, Kalorien 170, Joule 712.

1 Portion Kartoffelknödel
(2 Stück) aus 55 g Kartoffelknödelmehl

Nährwert: Eiweiß 3 g, Fett –, Kohlenhydrate 42 g, Kalorien 185, Joule 776.

Kartoffelpüree

zubereitet aus 1 Packung Püreepulver von 125 g mit 1/2 l Wasser, 1/4 l Trinkmilch und 10 g Margarine oder Butter

Nährwert pro Person: Eiweiß 5 g, Fett 5 g, Kohlenhydrate 28 g, Kalorien 172, Joule 719.

1 Portion Vollreis (50 g, roh gewogen)

Nährwert: Eiweiß 4 g, Fett 1 g, Kohlenhydrate 37 g, Kalorien 185, Joule 776.

Rezept- und Sachregister

Ananas mit Schlagsahne 58
Ananasmix 62
Apfelmus mit Sahne und Kokosflocken 57
Aprikosenmix 62

Backobst 57
Backpflaumen 64
Backpflaumenmix 63
Backpflaumensauce 29
Bohnen, dicke 45
Bratkartoffeln 47
Bratklopse, Paprika- 41
Buttermilch 62
Buttermilch-Apfel-Suppe mit süßen Mandeln, Kalte 28
Buttermilchgelee mit Aprikosen und Nüssen 59

Champignonsalat mit Tomaten und Mayonnaise 32
Chicoréesalat mit Curry, Rosinen und Fleischwurst 26
Chinakohl 45
Currybratwurst mit Tomatenketchup 42
Curryreis mit Korinthen 49

Darmträgheit 6
Dicke Bohnen 45
Dickmilch 62

Eier, Paprika-Tomaten- 50
Eieromelette mit Backpflaumen gefüllt 50
Eintopf mit Kichererbsen 53
Eiweiß 14
Endiviensalat mit Radieschen und Kräutersauce 36
Endiviensalat mit Silberzwiebeln, Eiern und Tomaten 26
Ente mit einer Füllung aus Curry-Äpfeln und Feigen 43, 52
Erbsen-Karottengemüse 47
Erbsen-Sellerie-Apfel-Salat 32

Feigenmix 63
Fett 14
Fett i. Tr. 18
Fischgulasch mit Backpflaumen und Kürbis 37
Fischrouladen mit Pflaumenmus- und Speckfüllung 38
Fleischbrühe, 1 Tasse 64
Fleischspießchen mit Backpflaumen und Feigen 34, 40
Frischkornbrei mit Ananas und Nüssen 24, 33
Frischkornbrei mit Backpflaumen 24
Frischkornbrei mit Orange 23, 33
Frühstücke 21, 22

Garzeiten 18
Gebratene Hammelkoteletts 39
Gebratenes Kasseler 39
Gefüllte Schweinerippchen mit Backpflaumensauce 40
Gekochtes Rindfleisch 40
Geschmacksstoffe 15
Grapefruitscheiben mit Korinthen 59
Grünkohl 46
Gurkenwürfel mit Tomaten und Dillsauce, frische 36

Hammelkoteletts, gebratene 39
Heiße Nougatmilch 63
Himbeersahnequark 58
Holunderkaltschale mit Nußschnee 28
Hühnerfrikassee mit Champignons und Spargel 43

Joghurt aus Trinkmilch 62
Joule 15

Kalorie 15
Kalte Buttermilch-Apfel-Suppe mit süßen Mandeln 28
Karotten-Erbsen-Gemüse 47
Kartoffelknödel 64
Kartoffelpüree 64
Kartoffelsalat 48
Kasseler, gebratenes 39
Kefir 62
Kichererbsen, Eintopf mit 53
Kirschkompott 57
Kleie-Rohbrei mit Kefir und Korinthen 23
Kohlenhydrate 14
Kopfsalat mit saurer Sahne 36
Kornflocken-Rohbrei mit getrockneten Aprikosen 23
Kräuterkartoffeln 47
Kräutersauce mit gehackten Eiern 30
Kümmelkartoffeln 48

Makrelen in Weißwein, frische 37
Matjesheringe mit Kefir, Äpfeln und Zwiebeln 38
Meerrettich-Apfelsauce 29
Mengenangaben 18
Mineralstoffe 14
Möhrenfrischkost mit Rosinen und Mandeln 31
Möhrenschrotauflauf mit Haselnüssen 55
Mokkacreme 59
Mokkamilch 63
Müsli aus Leinsamen und Backpflaumen 24
Müsli aus Vollkornhaferflocken 23

Nährstoffberechnung 18
Nährstoffe 14

Nougatmilch, heiße 63
Nußschnee, Holunderkaltschale mit 28

Obstipation 6
Obstsalat 57
Orangenkefir 58
Orangenmilch 63

Panierte Schollenfilets 37
Paprika-Bratklopse 41
Paprikasauce mit grünen Pfefferkörnern 30
Paprika-Tomaten-Eier 50
Pellkartoffeln 64
Pikanter Weißkohlsalat 35
Pikante Sauerkrautsuppe mit Hackfleisch 27
Porreesuppe mit Rosinen 27
Pumpernickelsuppe mit Backpflaumen und Milch 29
Putenschnitzel mit Kokosflocken paniert 43

Quarkauflauf mit Backpflaumen und Kokosflocken 55

Rehsteaks mit Zwiebeln und Korinthen 44
Reibeplätzchen mit Apfelmus 48
Reis, Tomaten 49
Rettichfrischkost mit Äpfeln und Kefir 31
Rindfleisch, gekochtes 40
Rosenkohl 45
Rosinencocktail 59
Rote-Bete-Suppe mit Rindfleischeinlage, Weißkohl- 27
Rotkohlfrischkost mit Orangensaft und Backpflaumen 31
Rotkohl mit Apfelmus 46
Rühreier mit Speck und Schnittlauch 49

Sahnejoghurt 62
Salzkartoffeln 64
Sanddornmilch 64
Sauerkrautauflauf mit Saftschinken 55
Sauerkraut mit Kümmel 46
Sauerkrautsalat mit Äpfeln, Orangensaft und Nüssen 32
Sauerkrautsuppe mit Hackfleisch, pikante 27
Schollenfilets, panierte 37
Schweinerippchen mit Backpflaumensauce, gefüllte 40
Schweineschnitzel mit Rosinenfüllung 39
Sellerie-Apfel-Salat, Erbsen- 32
Senfsauce 30
Spurenelemente 15
Stachelbeercreme 58
Steckrübeneintopf 53
Steckrübensalat mit Feigen und Joghurt 35
Süßsaures Zwiebelhackfleisch 41

Thunfischsalat mit weißen Bohnen und Oliven 26, 33
Toast mit Champignons und Rosinen 24
Toast mit gekochtem Schinken und Backpflaumen 25
Toast mit Sauerkraut, Kasseler und Ananas 25
Tomaten-Eier, Paprika- 50
Tomatenreis 49
Trinkmilch 62

Vitamine 14
Vollreis 64

Weiße-Bohnen-Eintopf mit Backpflaumen und Karotten 51, 54
Weißkohl-Rote-Bete-Suppe mit Rindfleischeinlage 27
Weißkohlsalat, pikanter 35
Weißkohltopf mit Paprika-Fleischklößen 54
Wirkstoffe 14

Zellulose 14
Zwiebelhackfleisch, süßsaures 41

Literaturnachweis

Souci, S. W., H. Bosch: *Lebensmittel-Tabellen für die Nährwertberechnung* Wissenschaftliche Verlagsgesellschaft mbH, Stuttgart, 1967

Kleine Nährwerttabelle der Deutschen Gesellschaft für Ernährung E. V. 24. Auflage 1973, zusammengestellt von Prof. Dr. W. Wirths im Max-Planck-Institut für Ernährungsphysiologie, Dortmund. Im Umschau Verlag, Frankfurt am Main.

Nährwert-Broschüre, 1973, 2. Auflage, Union Deutsche Lebensmittelwerke GmbH, Public Relations, 2 Hamburg 36, Dammtorwall 15. Verbraucherdienst, Bundesausschuß für volkswirtschaftliche Aufklärung e. V., 5 Köln 1, Sachsenring 38, Ausgabe B, 18. Jahrgang, Heft 8, August 1973. *Calorie-Joule* Professor Dr. W. Wirths, Dortmund.

Gesünder leben durch Diät, Ausgabe 1972. Im Auftrage des Bundesministerium für Jugend, Familie und Gesundheit, 53 Bonn-Bad Godesberg 1, herausgegeben vom Bundesausschuß für volkswirtschaftliche Aufklärung e. V., 5 Köln 1, Sachsenring 38. Text: Prof. Dr. med. Karl Jahnke, Direktor der Med. Klinik des Ferdinand-Sauerbruch-Klinikums, Wuppertal-Elberfeld.

Schall, Hermann: *Nahrungsmitteltabelle,* 18. verbesserte Auflage 1962. Johann Ambrosius Barth Verlag, Leipzig.

Professor Dr. med. Fritz Heepe: *Die Vitamine in der Diät- und Küchenpraxis,* Dr. Dietrich Steinkopff Verlag, Darmstadt 1961.

Die chronische Obstipation Zum Referat über H. Fahrländer in Heft 46/1969, Seite 3229, von Professor Dr. med. F. Heepe, Chefarzt der Medizinischen Klinik des Städtischen Krankenhauses in Stade, Sonderdruck »Deutsches Ärzteblatt — Ärztliche Mitteilungen«. 67. Jahrgang, Heft 13, S. 1010—1013, 28. März 1970, Postverlagsort Köln.

Schlayer, C. R. und J. Prüfer: *Lehrbuch der Krankenernährung,* München 1971.

Hafter, E.: *Praktische Gastroenterologie.* 5. Auflage, Stuttgart 1973.

Kasper, H.: *Krankenernährung* München 1973.

Domagk/Eisenburg/Kramer: *Ernährung, Verdauung, Stoffwechsel.* München 1973.

Die Diät, die schmeckt

Bisher sind folgende Bände erschienen:

Moderne Diät zur Cholesterinspiegel-Senkung

Moderne Diät bei Darmträgheit

In Vorbereitung:

Moderne Diät bei Erkrankungen der Leber und der Gallenblase

Moderne Diät bei Diabetes

Moderne Diät bei Magen- und Darmerkrankungen

Moderne Diät bei Erkrankungen der Bauchspeicheldrüse

Moderne Diät bei Herz- und Kreislauferkrankungen

Gräfe und Unzer München

Moderne Diät